U0138292

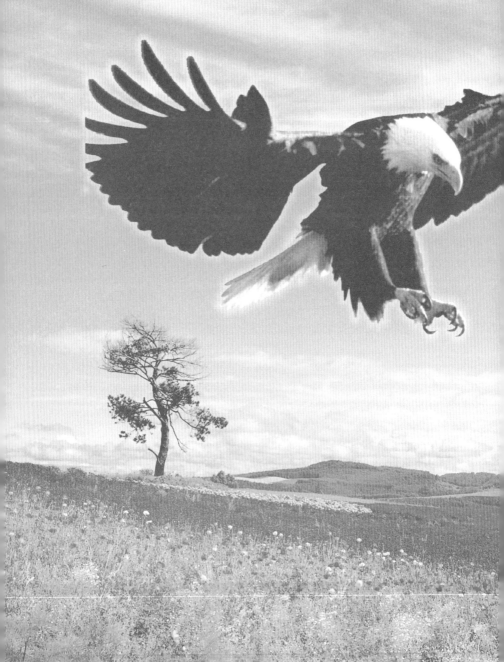

大展好書　好書大展
品嘗好書　冠群可期

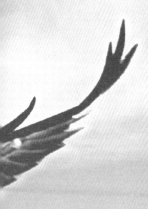

大展好書　好書大展

品嘗好書·　冠群可期

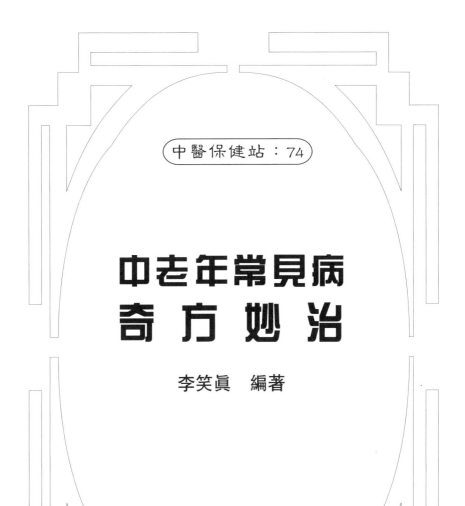

中醫保健站：74

中老年常見病奇方妙治

李笑眞　編著

大展出版社有限公司

前　言

　　中國醫學是個無價的寶庫，民間的奇方更是中國醫學寶庫中不可多得的「寶中之寶」。人民群眾的智慧是無窮的，而作爲他們智慧結晶的奇方又是在長期的生活中不斷產生、不斷完善的。所以，只要我們善於去發掘、去總結，就能讓這些奇方發揮妙用。

　　《中老年常見病奇方妙治》正是基於這種目的，在發掘、整理、實踐、完善的基礎上加工而成的，全書共分11個大類，涉及90多個常見病症，精選了1000餘個對症奇方，這些方子具有簡單易行、經濟實用、安全可靠的特點。

　　本書的一大亮點是一病多方、速查速用，眞正讓常見病一掃光。可謂一書在手，健康擁有。所以，本書是中老年朋友的最佳選擇。

　　中醫針灸術中，有個詞語叫「得氣」，意即找對了穴位，針灸或按摩時就有一種酸、麻、脹的感覺，特別舒服，特別愜意。這就是說，針灸一定要找準穴位，否則，就沒有「得氣」的感覺。

　　使用《中老年常見病奇方妙治》這本書，也要選對適合自己的方子，方子選對了，才能有「得氣」的

感覺，才能見到效果。否則，再好的方子，如果選錯了或不十分適合，效果就要大打折扣，甚至還會起到相反的作用。

中老年朋友們，如果這本《中老年常見病奇方妙治》，對您的健康有所幫助，您的身體正一天天地好起來，朝著健康、長壽的目標邁進，我們將會感到欣慰和驕傲的。

在這裡，我要向爲我提供了原始方子的朋友們表示衷心地感謝，正是有你們無私地奉獻，才會有《中老年常見病奇方妙治》的誕生，才會有更多的人因它的存在而受益。

讓我們大家一起關注中老年人的健康吧！

由於本人水準有限，錯謬之處在所難免，誠望不吝賜教。

最後，祝願中老年朋友健康長壽！樂享晚年！

編者

目　錄

一

循環系統疾病

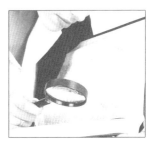

XUNHUAN XITONG JIBING

高血壓

高血壓是中老年人常見的慢性疾病，分為原發性和繼發性兩種。一般收縮壓在18.7kPa（140毫米汞柱）、舒張壓在12kPa（90毫米汞柱）以下者為正常血壓；收縮壓在21.3kPa（160毫米汞柱）、舒張壓在12.7kPa（95毫米汞柱）以上者為高血壓；介於正常血壓和高血壓之間者為臨界高血壓。臨界高血壓較易發展成為高血壓病。

中老年人如果連續3日（每日的同一時間）測得的血壓值均在21.3/12.7kPa（160/95毫米汞柱）以上者，並伴有頭暈、頭痛、耳鳴、失眠等症狀，即應視為高血壓病。

食療方

1. 香蕉防治高血壓

香蕉1根，帶皮洗淨，切成3公分左右的段；小棗7枚。將香蕉段和小棗放入鍋內，加入適量清水，煮沸，改文火再煮5～10分鐘即可。每日1劑，分早、晚2次服用。忌酒和油膩食品，一般服用1～3個月即可見效。此方適於臨界或輕度高血壓人群。

2. 醋泡黃豆防治高血壓

黃豆500克，醋1000毫升。先將黃豆炒20～25分鐘（勿炒焦），涼後浸入盛醋的容器中，密封10日即可服用。每日早、晚各服6粒。此方適於早期高血壓人群。

3. 蒸茄子防治高血壓

茄子2個，洗淨，帶皮切成塊，置碗內，加入少許鹽、植物油，隔水蒸熟後服用。此方有降血壓、降膽固醇的作用，對防治動脈硬化、冠心病等很有幫助。但茄子性寒，易腹瀉者不宜多食。

4. 山楂黃瓜降血壓

山楂適量，洗淨，上鍋蒸20分鐘，涼涼後擠出子，早、午、晚餐前各吃4個；頂花帶刺的嫩黃瓜3根，先用鹽水洗，再用清水沖洗乾淨，於3餐飯後各吃1根。此方常服可降血壓。

5. 玉米排骨湯可降血壓

新鮮玉米棒400克，白蘿蔔、小排骨各200克。將白蘿蔔、玉米棒切成小段，排骨焯去血水除腥後放入料酒醃一下。鍋內加入適量清水，放入排骨、玉米棒、白蘿蔔燉煮40分鐘即可。每日1劑，分早、晚2次服用。此方常服有降血壓、降血脂作用。

6. 玉米麵粥可降血壓

玉米麵50克，粳米100克。先將玉米麵加水調成糊狀備用，再將粳米淘淨，放入鍋內，加入適量清水，武火煮沸，改文火煮至米九成熟時將玉米麵糊倒入，再煮至米爛成粥即可。每日1劑，分早、晚2次服用。常服對降血壓有效。

7. 鵝蛋降血壓

鵝蛋7個，小頭開一小洞，每蛋放入花椒7粒，用紙封好，蒸熟。每日吃1個，7日為1個療程。此方降血壓效

果明顯。

8. 醋泡黑豆降血壓

黑豆500克,洗淨,放入容器內,加入適量食醋浸沒(醋吸乾後再加,醋渾了另換),密封置陰涼處,10日即可服用。每日3次,每次5粒。服時將醋汁一起喝掉效果更好。此方常服可降血壓、軟化血管。

9. 醋泡花生降血壓

紅衣花生米500克,洗淨,浸泡於適量食醋中,密封1週即可服用。每日早、晚各服5~10粒,7日為1個療程,一般1~2個療程血壓可降至正常值。常服無副作用。

10. 蜂蜜黑芝麻降血壓

蜂蜜100克,蒸熟搗爛的黑芝麻泥75克。將蜂蜜倒入黑芝麻泥中,拌勻,加入適量溫開水沖化後服用。每日1劑,分早、晚2次服完。此方常服有明顯的降血壓作用。

11. 綠豆粉降血壓

生綠豆15粒,研成細末,開水沖服。每日1次,早晨空腹服用,3個月為1個療程。血壓在24/12.7kPa(180/95毫米汞柱)以下者,服用1個療程即可降至正常值。

12. 八寶粥降血壓

黑芝麻、花生米各250克,燕麥、玉米、黃豆、綠豆、紅豆、黑豆各500克。將上述食物用粉碎機打成粉,炒熟。每日早、晚各取2匙,開水沖服。常服降血壓效果明顯。

13. 鮮藕降血壓

鮮藕1250克,切成條或片;生芝麻500克,壓碎;冰

糖300克。將上述食物混合，拌勻，上鍋蒸熟，涼後分成5份。每日1份，一般服用5日即可見效。

14. 醋泡鮮薑降血壓

鮮薑500克，洗淨，切成薄片；冰糖250克；食醋500毫升。將鮮薑和冰糖浸泡於醋中，密封1週即可服用。每日早、晚各服1匙醋汁，同時吃8片薑。此方既能降血壓，又能降低血液黏稠。

15. 芹菜汁降血壓

芹菜250克，紅棗10枚。將芹菜、紅棗放入鍋內，加入適量清水，煎汁。

每日1劑，分早、晚2次服用。此方常服有降血壓、降血脂作用。

16. 芹菜苦瓜湯降血壓

芹菜500克，苦瓜100克。將芹菜、苦瓜放入鍋內，加入適量清水，煎湯。每日1劑，分早、晚2次服用。此方對早期高血壓人群有效。

17. 菠菜根山楂降血壓

菠菜根60克，山楂15克。將菠菜根、山楂放入鍋內，加入適量清水，略煮即可。每日1劑，分3次服完。此方降血壓效果明顯。

18. 乾果降血壓

桃乾、葡萄乾各100克，紅棗50克，檸檬酸2克。將桃乾、葡萄乾、紅棗洗淨，溫水浸泡20分鐘，再用文火煮1小時，最後加入檸檬酸即可。

每日1劑，分3次服完。

藥療方

1. 何首烏粳米粥降血壓

何首烏60克，粳米100克，紅棗3枚，冰糖適量。將何首烏放入鍋內，加入適量清水，煎汁，去渣後放入粳米、紅棗、冰糖，熬煮成粥。每日1劑，分早、晚2次服用。此方適於高血壓陰虛陽亢人群。

2. 懷山藥枸杞子降血壓

懷山藥30克，枸杞子10克，豬腦1副，鹽少許。將懷山藥與枸杞子用紗布包好，與豬腦一同放入鍋內，加入適量清水，文火燉熟，放入作料調味即可服用。

3. 決明子茶降血壓

決明子30克，炒至微黃；金銀花、杭菊各15克。將上述藥物放入杯中，開水沖泡當茶飲。每日1劑（可沖泡3～4次）。長期服用，有通便、降血壓、清熱、明目的功效。

4. 玉米鬚茶降血壓

玉米鬚30克，洗淨，放入鍋內，加入適量清水，小火煮30分鐘，去渣取汁，加入適量白糖即可。每日1劑。

5. 益母草茶降血壓

益母草15克，放入鍋內，加入適量清水，煎汁，當茶飲。每日1劑。此方既能降血壓，又能消水腫，但貧血及糖尿病患者不宜服用。

6. 花茶降血壓

金銀花、菊花、山楂各15克；或月季花15克、槐花

10克。將上述諸物放入杯中，開水沖泡當茶飲。每日1劑。

7. 白果枸杞子降血壓

白果12粒，枸杞子15克。將上述藥物放入鍋內，加入適量清水，煮沸，改文火煮至湯濃。每日1劑，睡前服用。此方可疏通血管、降低血壓、延緩衰老。

8. 黃耆陳皮降血壓

炙黃耆30克，陳皮3克。將上述藥物放入鍋內，加入適量清水，煎汁。每日1劑，分2～3次服完，一般服用3週即可見效。此方對中老年人舒張壓高很有效。

9. 丹參何首烏降血壓

丹參、何首烏各15克，蜂蜜30克。將丹參、何首烏放入鍋內，加入適量清水，煎汁，去渣後調入蜂蜜即可。每日1劑。此方有滋陰、補五臟、通經活絡之功效，適於高血壓、動脈硬化等人群。

10. 丹參山楂散降血壓

丹參、山楂各500克，金櫻子、炙何首烏各250克。將上述藥物研成細末，每日早晨取1匙（約10克），放入1杯開水中，再兌入1匙蜂蜜（糖尿病患者不加），攪勻後服用。此方常服對防治高血壓及心腦血管病有幫助。

 理療方

1. 穴位按摩降血壓

用手指按摩肩井穴、內關穴、合谷穴、曲池穴、足三

里穴、三陰交穴、血海穴、百會穴和少海穴（見穴位注釋1～9），每個穴位按摩36下。常按有降血壓作用。

2. 搓腳心降血壓

常搓腳心湧泉穴（見穴位注釋10），可降低血壓，緩解失眠、神經衰弱等症狀。

3. 揉按腹部降血壓

雙手重疊，按緊小腹部，按順時針方向揉按5分鐘，再逆時針方向揉按5分鐘。此法常做有降低血壓的作用。

4. 運動降血壓

慢跑：每日或隔日慢跑15～30分鐘；

散步：早晨、黃昏或臨睡前散步30分鐘左右；

扭腰：兩腳平行站立，與肩同寬，膝微曲，肩腰放鬆，呼吸自然，悠然自得地扭腰晃肩。做到上虛下實，輕柔而有節奏。每次20分鐘，1日數次。

☞ 對高血壓患者的提示與建議

1. 不宜服用鹿茸、海狗腎、人參、黃蓍等補陽藥物；相反，滋陰藥物（如龜板、鱉甲、枸杞子、牛膝等）不僅能降低血壓，還對緩解高血壓患者的頭暈、目眩、耳鳴等症狀有幫助。另外，高血壓患者應慎服阿司匹林，此藥易引發腦出血。

2. 不宜飲用運動型飲料。否則，易引起血壓升高，誘發其他併發症。

3. 忌吃皮蛋等含鈉高的食物，少吃臭豆腐、豆豉、醬

類等發酵食物。

4. 不宜大量進食辛辣刺激性食物。否則，易引起血壓升高、心跳加快、急性心梗等嚴重後果。特別是夏季，更要少吃辛辣食物。

5. 少喝酒或不喝酒，不吸菸。

6. 高血壓患者降血壓要緩慢，吃降壓藥要適量。降壓藥不宜在臨睡時服用，而應在睡前2小時服用；血壓降下來後，要繼續服用穩定血壓的藥；儘量避免長期服用同一種降壓藥。

7. 高血壓患者鼻出血時要警惕腦中風的發生，還應積極防治動脈硬化。

8. 多進行適宜的運動；保持良好情緒，謹防高血壓意外。

低 血 壓

中老年人血壓長期低於12/8kPa（90/60毫米汞柱），並伴有頭痛、眩暈等症狀，即應視為低血壓。

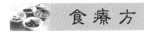 **食療方**

1. 韭菜汁治低血壓

韭菜適量，搗爛取汁。每日早晨服1杯（約150毫升）。此方常服可使血壓值正常。

2. 蓮子紅棗治低血壓

蓮子30克,紅棗10枚,生薑6片。將上述食物放入鍋內,加入適量清水,煎煮成濃汁即可。每日1劑,分早、晚2次服用。

3. 烏骨雞治低血壓

烏骨雞1隻,剖腹,洗淨;當歸60克;黃耆50克;紅糖150克;米酒50毫升。先將當歸、黃耆、紅糖放入雞腹中,再將雞肚皮縫緊放入鍋內,加入適量清水,再放入米酒,燉熟,吃肉喝湯。每半月1次,一般服用2個月即可見效。

4. 栗子豬脊肉治低血壓

栗子200克,去殼;豬脊肉180克,洗淨,切成塊。將栗子、豬肉放入鍋內,加入適量清水,煲成湯,放入鹽、味精調味即可。每週1次,一般服用1個月即可見效。

5. 鯽魚糯米粥改善低血壓

鯽魚2條,糯米50克。將鯽魚去肚雜,洗淨,與糯米一同放入鍋內,加入適量清水,煮成粥,再放入油、鹽、蔥、薑調味即可。每週2次,一般服用2個月即可見效。

6. 蓮子治低血壓

蓮子、人參各10克,冰糖30克。將蓮子、人參放入鍋內,加入適量清水,煮熟,吃蓮子喝湯。每日1次。

7. 豬肉黃精治低血壓

瘦豬肉300克,黃精80克。將豬肉、黃精放入鍋內,加入適量清水,煮沸,改文火燉至肉爛即可,連湯帶肉分3次服用。

藥療方

1. 黨參核桃仁治低血壓

黨參30克，核桃仁40克，生薑3片。將黨參、核桃仁、生薑放入鍋內，加入適量清水，煎汁。每日1劑，分早、晚2次服用。

2. 黃蓍紅棗粥治低血壓

黃蓍16克，紅棗10枚，糯米50克。將黃蓍放入鍋內，加入適量清水，煎汁，去渣後放入紅棗、糯米，熬煮成粥即可。每晚1次，連服2個月。

3. 黨參酒治低血壓

黨參30克，浸泡於紅葡萄酒中，密封3日即可服用。每晚睡前服25毫升，連服1個月即可見效。

4. 麥冬治低血壓

麥冬15克，五味子9克，人參6克。將上述藥物放入鍋內，加入適量清水，煎汁。每日1劑，連服1週即可見效。

5. 黨參黃精治低血壓眩暈

黨參、黃精各30克，炙甘草20克。將上述藥物放入鍋內，加入適量清水，煎汁，飯後服用。每日1劑，連服4日即可見效。久服無害。

6. 肉桂桂枝治低血壓

肉桂、桂枝、甘草各10克。將上述藥物放入杯中，開水沖泡當茶飲。每日1劑，連服20日。

對低血壓患者的提示與建議

1. 因體位改變（如突然站起）而出現頭暈的低血壓患者，可多喝開水，以使血壓上升。此法不適於其他低血壓患者。

2. 低血壓患者暈倒慎用救心丸。因為救心丸的作用是擴張血管、緩解心絞痛，所以低血壓患者使用反而會加重病情。

3. 低血壓患者，除了加強體育鍛鍊外，還應增加飲食營養，多食溫補的食物，並適當多吃一點食鹽（千萬不可吃得太多）；多吃生薑，少吃冬瓜、西瓜、芹菜、山楂、苦瓜、綠豆、大蒜、海帶、洋蔥、葵花子等具有降血壓作用的食物。

動 脈 硬 化

中老年人如果稍微多走一點路就感到腳尖或小腿疼痛，經常感到視力低下或視野缺損、記憶力減退，並伴有頭暈、耳鳴，大腦或全身供血不足等症狀，即應視為動脈硬化。

動脈硬化嚴重時，可引起血壓升高，並導致心臟功能衰退，是心臟病、高血壓、腦中風、腦出血等危險病症的主要誘因。

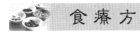 **食 療 方**

1.蔥白蜂蜜汁軟化血管

蔥白、蜂蜜各60克。將蔥白切碎，置於瓶內，放入蜂蜜，拌勻即可。每日2次，每次半匙，只服蜜汁不吃蔥，連續服用30日即可見效。

2.核桃仁粥軟化血管

核桃仁50克，研碎；蜂蜜10克。將核桃仁、蜂蜜一同拌入米粥內服用。每日2次。

3.葵花子粥軟化血管

葵花子50克，炒香；蜂蜜10克。將葵花子、蜂蜜一同拌入米粥內服用。每日2次。

4.黑木耳粥軟化血管

黑木耳、大米各50克。將黑木耳泡發，洗淨，與大米共煮成粥，加入適量蜂蜜即可服用。每日1次。

5.胡蘿蔔馬鈴薯粥軟化血管

胡蘿蔔、馬鈴薯各50克，大米25克。將胡蘿蔔、馬鈴薯洗淨，切成碎丁，與大米共煮成粥。每日早、晚空腹服用。

6.烤橘子防治動脈硬化

橘子洗淨，用溫開水浸泡1分鐘，擦乾，然後置火上烤至微焦。每日早、午、晚各（連皮）服1個。此方對動脈硬化、高血壓、消化不良均有效。

7.芹菜根紅棗防治血管硬化

新鮮芹菜根60克，紅棗10枚。將芹菜、紅棗放入鍋

內，加入適量清水，煮20分鐘，吃棗喝湯。每日1次。

8. 綠茶粥軟化血管

綠茶3克，大米50克。用潔淨的紗布將綠茶包好放入鍋內，加入適量熱水，浸泡4～9分鐘後取出茶包，放入大米，熬煮成粥。每日1劑。此方常服可軟化血管、降低血脂。

9. 洋蔥防治腦動脈硬化

洋蔥適量，洗淨，榨成汁，兌入等量蜂蜜，攪勻，飯後1小時服用。每日3次，每次1匙，1個月為1個療程。

10. 醋泡番茄防治動脈硬化

小番茄20個，陳醋200毫升。將番茄洗淨，用牙籤均勻地紮上孔置於瓶內，再將陳醋、白糖（1匙）、鹽（1/3匙）放入鍋內，加熱至鹽、白糖溶化，涼涼，倒入瓶中，5小時後即可服用。

每日服6個，效果極好。

11. 熱薑水保護血管

每日早、晚用熱薑水漱口，並在睡前飲1杯，有促進血液循環、防止動脈硬化之功效。

12. 山藥預防動脈硬化

常食山藥，能保持血管彈性，防止動脈粥樣硬化過早發生。但山藥養陰助濕，飯後易腹脹或痰濕較盛者應忌食。

13. 生藕軟化血管

生藕30克，決明子15克，海帶9克。先將決明子放入鍋內，加入適量清水，煎汁，去渣後放入生藕、海帶，煮爛即可。每日1劑，分早、晚2次服用，10日為1個療程。

藥療方

1.飯後飲茶防血管硬化

每日飯後 2 小時，喝杯茶，連喝 4 週可擴張動脈血管，防止血管硬化。

2.菊花茶防治血管硬化

菊花、金銀花、山楂、桑葉各 15 克。將上述諸物放入杯中，沸水沖泡當茶飲，每日 1 劑。

👉 對動脈硬化患者的提示與建議

1.每日食鹽量不得超過 6 克，忌食含鹽分高的食物。

2.儘量避免服用含鐵高的食物，慎服含鐵藥片。

3.多吃玉米、番茄、蘋果、海帶、大蒜、洋蔥、茄子等食物，這些食物能預防血管硬化。

4.保持樂觀、開朗，避免情緒過於激動，切勿暴怒。

心 臟 病

(一)冠心病

冠心病是心臟冠狀動脈硬化引起的疾病，也是中老年人最常見的病症之一，主要症狀是，患者經常感到胸悶、

氣短、心慌、心悸、胸前區疼痛等。中老年人如有上述症狀時，應儘快到醫院透過心電圖等檢查來確診。

 食療方

1.香蕉防治冠心病

香蕉50克，搗爛，加入適量茶水，再放入少許蜂蜜，製成香蕉茶。每日服用數次。此方對冠心病、動脈硬化均有療效。

2.紅棗花生防治冠心病

紅棗、麵粉各500克，花生米、芝麻、核桃仁、山楂片各250克，豆油、蜂蜜、白糖適量。鍋內放入豆油，把花生米炸熟撈出，再把紅棗炸一下立即撈出。將麵粉放入油鍋內，炒熟，然後把芝麻、核桃仁、山楂片、炸熟的花生米一起壓碎，放入鍋內，再放入紅棗、白糖、蜂蜜拌勻即可。每日早、晚各取50～75克，沸水沖服。此方對防治冠心病、增強記憶、抗衰老、預防動脈硬化都很有幫助。

3.食醋洋蔥治冠心病

洋蔥1個，食醋200毫升。洋蔥去皮，切成9塊放入瓶中，倒入食醋浸泡，密封4～5日即可服用。每日3次，每次吃1塊，連服2個月即可見效。此方對防治冠心病、動脈硬化、腦卒中、高血壓等均有幫助。

4.生薑黃瓜湯防治冠心病

生薑、黃瓜各100克，蔥白2～3根。將生薑、蔥白放入鍋內，加入適量清水，煎煮15分鐘即可。用此湯汁沖泡

黃瓜，涼後喝湯吃瓜。每日1次。

藥療方

1.栝樓皮桃仁粥治冠心病

栝樓皮、桃仁各15克，陳皮10克，大米50克。將上述藥物放入鍋內，加入適量清水，煎汁，去渣後放入大米熬煮成粥即可。每日早餐或晚餐服用。此方適於大便偏乾的冠心病人群。

2.山楂益母茶治冠心病

山楂30克，益母草10克，綠茶5克。將上述諸物放入杯中，沸水沖泡當茶飲。每日1劑。此方對防治冠心病有效。

3.紅棗丹參治冠心病

紅棗、丹參、麥冬各10克，西洋參6克。將上述藥物放入鍋內，加入適量清水，煎汁，放入少許冰糖即可。每日1劑，分2～3次服用。此方適於氣陰兩虛人群。

4.丹參蜂蜜防治冠心病

丹參、蜂蜜各30克。將丹參放入鍋內，加入適量清水，煎汁，去渣後兌入蜂蜜即可。每日1劑，分早、晚2次服用。

 ## 理療方

1.穴位按摩防治冠心病

每日早、晚用拇指分別按摩勞宮穴、神門穴、廉泉

穴、通里穴和承漿穴（見穴位注釋11～15），每個穴位按摩50下。此法常做有防治冠心病之功效。

2. 按摩胸部治冠心病

兩手掌順著前胸肋骨方向，從裡向外進行按摩。同時，用鼻腔緩緩深吸氣，用嘴徐徐吐氣。此法常做有效。

3. 手指操防治冠心病

早晨起床前平躺，兩手指從大拇指開始，依次用力彎曲10次；然後右手掌用力搓左手心、手背，再用左手掌搓右手心、手背；最後用一手的大拇指、食指掐捏另一手的手指根部，次數越多越好。

4. 搓臉防治冠心病

兩手掌相對用力搓，搓熱後立即搓臉。先從左側開始經額到右側，再經下頜部搓回左側，此為1圈，如此搓10圈；再從右到左反方向搓10圈，每日早、晚各1次。

5. 甩臂拍打防治冠心病

兩腳分開站立，全身放鬆，稍含胸，兩臂前後甩動，用手掌拍打心前區、手背拍打背部，每次30～60下。拍打由少至多、由輕至重，以感到舒適為度。此法常做對防治冠心病有效。

6. 舌操防治冠心病

有冠心病、腦供血不足、腦梗塞、腦癡呆的中老年人，常做舌操可緩解病情。

【方法】先閉目調息，全身放鬆；接著，把舌頭伸出又縮回，反覆做30次；之後把舌體向左右口角來回擺動30次；再把舌頭向口腔頂部做上翹、伸平30次。常練快言快

語，快速數數到100，可以增強舌頭的靈活性。

(二)心絞痛

心絞痛的主要症狀是，患者心臟部位突發鈍性疼痛，並將疼痛輻射到肩背等處，歷時短暫（約1～5分鐘），多在勞累、激動、受寒、飽食或過度吸菸後發作。

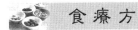 **食療方**

1. 黑芝麻治心絞痛

黑芝麻、白糖各500克。將黑芝麻炒熟，磨碎，加入白糖，攪拌均勻即可。每日服3次，每次3～4匙，連續服用2個月即可見效。

2. 醋雞蛋治心絞痛

鮮雞蛋1個，食醋60毫升，紅糖適量。將上述3種食物混合，攪勻，上鍋蒸熟後服用。每日1～2次，連服數日。此方適於氣滯血淤型心絞痛人群。

藥療方

1. 紅花燉羊心治心絞痛

紅花10克，用紗布包好；羊心1副，洗淨，切開。將紅花、羊心放入鍋內，加入適量清水，慢火燉熟，吃羊心喝湯。每3日1次，服至痊癒為止。

2. 何首烏粥治心絞痛

何首烏30克，粳米80克，紅棗3枚，冰糖適量。將何首烏放入沙鍋內，加入適量清水，煎汁，去渣後放入粳米、紅棗、冰糖熬煮成粥。每日1劑，分早、晚2次服用。

3. 決明子菊花茶治心絞痛

決明子、山楂片各15克，菊花3克。將上述諸物放入保溫瓶中，沸水沖泡當茶飲。日飲數次。

4. 藏紅花治心絞痛

藏紅花1克，放入杯中，沸水沖泡當茶飲。每日1劑。藏紅花屬於名貴藥材，其活血、祛淤、止痛作用甚強。

5. 龍眼肉防治心絞痛

龍眼肉250克，麥冬150克，炒酸棗仁120克，西洋參30克。將上述藥物放入鍋內，加入適量清水，煎3次，再把3次的汁液合併，以文火煎至湯濃，最後放入少許蜂蜜熬成膏。每日早、晚各服15克。此方適於陰虛陽閉型心絞痛人群。

6. 銀杏葉治心絞痛

銀杏葉、栝樓、丹參各15克，薤白、鬱金、甘草各12克。將上述藥物放入鍋內，加入適量清水，煎汁。每日1劑，分早、晚2次服用。此方治心絞痛有特效。

7. 葛根蒲黃治心絞痛

葛根10克，蒲黃、五靈脂各6克，丹參5克。將五靈脂用紗布包好，與其他3味藥一同放入鍋內，加入適量清

水，煎汁。服時加降香（研末）3克，沖服。每日1劑。

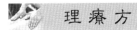 **理療方**

1. 肚臍敷藥治心絞痛

檀香粉、細辛粉適量，用酒調之，敷於肚臍上，可使心絞痛得到緩解。

2. 按壓腋窩防治心絞痛

經常按壓腋窩可防治心絞痛，強健心臟。

【具體做法】左右臂交叉於胸前，左手按右腋窩，右手按左腋窩，運用腕力帶動食指、中指、無名指有節律地輕輕按壓腋窩3～5分鐘。

3. 按壓中指緩解心絞痛

當心絞痛發作，一時找不到硝酸甘油片時，自己或旁人可用拇指按壓患者雙手中指指甲根部（有明顯脹痛感）。堅持3～5分鐘，疼痛可緩解。

4. 擴胸可治心絞痛

當外出行走時，心絞痛發作，可停步站立，兩臂自然伸開，同時握拳，兩拳心向前，然後用力往後拉。一前一後為1次，連做20次。心絞痛會很快消除，恢復正常。

（三）心肌梗塞

心肌梗塞的主要症狀是，患者呃逆（打嗝）不止、心區劇烈疼痛、血壓突降、大汗淋漓或有「瀕死感」等。

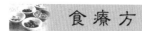 **食療方**

1. 胡蘿蔔蜂蜜汁治心肌梗塞

取適量胡蘿蔔,洗淨,榨汁。1杯胡蘿蔔汁加入1匙蜂蜜,拌勻後服用。每日2～3次。此方治心肌梗塞、胃酸過多等效果良好,但有胃潰瘍和腸炎的患者忌用。

2. 白背黑木耳治急性心梗

白背黑木耳50克,紅棗5枚,瘦豬肉100克,老薑2片。將上述食物放入鍋內,加入適量清水,燉熟,飯前空腹服用。每日1次,連續服用20日即可見效。

(四)心律失常

常見的心律失常有期前收縮(早搏)、心動過速、心動過緩、心悸等,患者自感心跳異常,跳動的快慢及強弱不規律,脈搏跳動有停頓現象等。

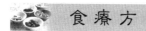 **食療方**

1. 銀耳治期前收縮

銀耳15克,瘦豬肉200克,紅棗10枚。將上述食物放入鍋內,加入適量清水,燉至爛熟,加鹽調味後服用。

此方治期前收縮效果好。

2. 柿餅治心動過速

柿餅1500克，用小磨香油煎後服用。每日3次，每次約70克，7日為1個療程。

3. 蓮子藕粉治心動過速

蓮子適量，磨成粉，與等量的藕粉一同放入鍋內，加入適量清水，煮熟後服用。一般連服數週即可見效。

4. 紅棗蔥白治心悸

紅棗20枚，蔥白適量。將紅棗洗淨，放入鍋內，加入適量清水，煮20分鐘，放入蔥白，再煮10分鐘即可。每日1劑，分早、晚2次服用。

5. 龍眼核烏棗治心動過速

龍眼核500克，去黑皮煮至極爛；大烏棗500克，去核，搗爛成泥。將龍眼核、烏棗泥和勻，做成丸。每日早晨服1次，每次9克，淡鹽水送下。此方常服有效。

6. 龍眼肉治心悸

龍眼肉18克，蓮子15克，酸棗仁6克。將上述食物放入鍋內，加入適量清水，煎湯。睡前服用。

7. 黑豆桂圓治心律失常

黑豆、紅棗各50克，桂圓肉15克。將上述食物放入鍋內，加入適量清水，煎湯。每日1劑，分早、晚2次服用。

藥療方

1. 黃耆治期前收縮

黃耆15克，放入杯中，沸水沖泡當茶飲。每日1劑，

3日為1個療程，一般服用1～2個療程即可見效。

2. 桂枝治心律失常

桂枝15克，炙甘草10克。將上述藥物放入鍋內，加入適量清水，煎汁。每日1劑。此方適於心氣不足之心律失常。

理療方

1. 深呼吸消除期前收縮

輕閉口，以鼻呼吸。先深深地吸氣，停12秒，再把氣徐徐呼出。此法常做有效。

2. 拍打前胸治期前收縮

兩手掌張開，手指併攏，自上而下拍打胸部，以中度拍打為主，特別是心臟部位。

3. 點按穴位治期前收縮

用拇指依次點按勞宮穴（見穴位注釋11）、內關穴（見穴位注釋2）、神門穴（見穴位注釋12）、膻中穴（見穴位注釋18），每個穴位點按50下。每日2～3次，以酸、脹、麻等感覺為度。

4. 用力咳嗽可抑制期前收縮

感覺期前收縮將要出現的時候，可用力咳嗽，連續咳嗽多次，往往能使期前收縮消失。此法僅為應急之用。

5. 按摩胸骨治期前收縮

每晚睡覺或早晨起床前，平躺於床上，先將右手放在鎖骨處，手掌順著胸骨用力往下按摩，至肚臍處（手掌直

接接觸皮膚，不隔衣服）；再換左手同樣按摩。兩手交替進行60次。

6. 放鬆療法治心動過速

取仰臥位，稍鎮靜後，默念「頭部放鬆、頸部放鬆、上肢放鬆、胸背部放鬆、腰腹部放鬆、臀部放鬆、小腿放鬆、足放鬆」。反覆做9次後心律可趨於正常。

7. 降溫治心動過速

將面部浸入10℃左右的冷水中，直至不能繼續屏氣時，抬頭吸氣。反覆3～5次。此法適於每分鐘心跳超過140次的人群的應急治療。

(五)心力衰竭

心力衰竭的主要症狀是，患者自覺心跳無力、極度疲憊、呼吸困難，或伴有咳嗽、發紺等。

食療方

1. 鯽魚湯治心衰

200克左右的鯽魚1條，去掉內臟，洗淨（不刮魚鱗）。將6克左右的綠茶塞進魚腹，用線捆好，放入鍋內，加入適量清水，文火熬至湯濃，取出魚腹中的茶渣，食肉喝湯。開始每日服1～2次，之後5～7日服1次。

2. 芭樂（番石榴）治心衰

芭樂8個，切片（硬的最好），放入鍋內，加入適量

清水，煮10分鐘即可。飯前服用效果更好。

藥療方

1. 玉竹治輕度心衰

玉竹20克，放入鍋內，加入適量清水，煎汁。每日1劑，分早、晚2次服用。

2. 萬年青治心衰

鮮萬年青30克，放入鍋內，加入適量清水，煎汁2次，混合後服用。每日1劑，分3次服完，10日為1個療程。

3. 小檗鹼治心衰

小檗鹼，口服，每日3～4次，每次0.6克。此方可興奮心臟，使心臟收縮力增強；可解除血管痙攣，降低外周阻力，使回心血量增多，從而改善心力衰竭。

對心臟病患者的提示與建議

1. 保持膳食平衡，注意葷素搭配；多清淡，少油膩，低鹽少糖；多吃豆製品、馬鈴薯、大蒜、洋蔥、茄子、花生、蘋果、橘子等。

2. 每日早晨洗漱後嚼片薑，或喝1杯石榴汁，能有效預防心臟病的發生。

3. 常吃鵝肝、魚蝦等含銅食物，有助於恢復健康；不宜多吃蟹、菜子油，宜多吃玉米油。

4. 不宜服人參，人參中含有一種多肽類物質，這種物質能抑制體內脂肪和動脈內的脂質分解代謝，促使病情惡化。

5. 每日要堅持吃早餐，晚餐宜早宜少，每餐吃八成飽，飯後多散步。

6. 戒菸限酒，注意戒菸不能太快，可飲少量紅酒。

7. 睡眠要充足，早睡早起。

8. 不宜做劇烈運動，適宜做廣播操、跳舞、太極拳等慢節奏運動；做事量力而行，不要勞累過度。

9. 保持樂觀情緒；不急躁，不暴怒，不過喜過悲。

10. 注意氣候變化，防止雨淋、寒凍、暑熱。

11. 洗澡時水溫不宜過高，時間不宜過長，不要在過饑或過飽的時候洗澡。

腦 血 管 病

(一)中風

中風是危害中老年人最嚴重的疾病之一，它的發作有以下先兆：突然眩暈，頭痛加劇，或噁心嘔吐；暫時性視物不清，舌根發硬、說話不清；一側肢體麻木、乏力，活動困難；精神不振、頻打呵欠、疲憊瞌睡；智力減退，性格失控。小中風的前兆是：臉、手、腳，忽然酸、麻、乏力，或有針刺樣感覺。

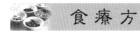 **食 療 方**

1. 香椿芽防中風

香椿芽、香菜適量，煎鴨蛋吃。每年吃幾次，可預防老年中風。

2. 果蔬豆類防中風

香蕉皮或柄30克，煎湯，常服可防中風；常吃柑橘類水果、綠葉蔬菜、豆類製品、穀物類食物，能有效預防中風。

3. 核桃仁栗子防中風

核桃仁、炒熟的栗子各50克，紅糖適量。將核桃仁、栗子搗爛成泥，拌入紅糖，隨時服用。

藥 療 方

1. 橘皮治中風方

乾橘皮10克，杏仁10粒，老絲瓜1段。將上述諸物放入鍋內，加入適量清水，煎汁，當茶飲。此方適於痰熱內結的中風人群。

2. 菊花防治中風

菊花10克，放入杯中，開水沖泡當茶飲。此方適於肝火熾熱風陽上擾的中風人群。

3. 黃蓍治卒中（中風）後遺症

黃蓍30克，當歸、赤芍、桃仁各10克，川芎、紅花

各6克。將上述藥物放入鍋內，加入適量清水，煎汁。每日1劑，分早、晚2次服用，連服20日。

4. 石膏防治中風

石膏30克，秦艽15克，生地、熟地各12克，川芎、當歸、白芍、白朮、茯苓各10克，獨活、防風、白芷、羌活各6克。將上述藥物放入鍋內，加入適量清水，煎汁。每日1劑，分早、晚2次服用。

此方適於脈絡阻滯的中風人群。

5. 丹參治卒中後遺症

丹參50克，川芎40克，水蛭30克，田七10克，蜂蜜200克。將上述諸藥研末，加入蜂蜜製成膏，放入冰箱冷藏。每日早、中、晚各服1次，每次1匙，開水沖服。

6. 紅花治卒中後遺症

紅花、菊花各20克，槐花15克。將上述藥物放入杯中，沸水沖泡當茶飲。每日1劑。此方適於卒中後遺症併發血脂增高人群。

7. 聖寧油救治中風突發

中風突發時，立即在鼻中隔、舌尖、太陽穴（見穴位注釋19）、印堂穴（見穴位注釋20）、膻中穴（見穴位注釋18）、百會穴（見穴位注釋8）、風池穴（見穴位注釋21）等穴位處，大量使用聖寧油，可緩解症狀，為進一步搶救贏得時間。

8. 田七紅參丹參預防中風復發

將田七、紅參（偏熱者西洋參和紅參各半）、丹參按1：1：2的比例混合，研成細末，開水沖服。每日2次，

每次3克。此方對預防中風復發有幫助。

 ## 理 療 方

1. 點揉穴位助中風康復

用拇指指尖點揉合谷穴、曲池穴、足三里穴、三陰交穴（見穴位注釋3～6），每個穴位點揉50下。此法常做有助於中風患者康復。

2. 活動關節助中風康復

家人從患者手腳的末梢開始，依次向上活動每個關節，手腳的關節都要向上輕輕扳動（不要向內屈曲地扳動），力量不可過大，以患者不痛為度。

手指、手掌和手腕的關節活動完後，再活動肘和肩部，要輕輕向外擴展；腳趾、腳腕活動完後，再活動膝和髖部，注意腿向上抬和向外展的動作要多做。

3. 揪舌防止中風舌

中風舌的症狀是舌頭麻木、沒有味覺，還經常被牙咬。每日早、晚洗漱後，用小毛巾墊住舌頭，用手指將舌頭有節奏地往外揪，每次80下，早、晚各1次。

4. 咬牙切齒防中風

將上下牙齒緊緊合攏，然後用力一緊一鬆地咬牙切齒，咬緊時加倍用力，放鬆時也互不離開，反覆數十次。

此法長期堅持，可促進腦部血液循環，增加腦部的氧氣供應。

☞ 對中風患者的提示與建議

1. 患者不能蓋太重的被子，否則易引起腦中風急症。

2. 體位改變（坐起或站起）要慢，不能太快、太突然。

3. 深秋季節中老年人易突發腦中風，應注意保暖。

4. 中老年人發生中風，但沒有昏迷（屬於缺血性中風）時，不要自行服藥，應在醫生指導下服藥。

(二)腦血栓

腦血栓形成後往往會堵塞腦血管，引起腦組織缺血性壞死（即腦梗塞）。主要症狀是，患者半身偏癱，半身知覺減退或消失，失語，偏盲；或表現為眩暈，發音和吞咽困難，左右半身交叉麻痹、癱瘓，手足抖動，拿物不穩等。

食療方

1. 白酒泡大蒜治腦血栓

大蒜 1000 克，白酒 2000 毫升。將大蒜掰成瓣，泡於白酒中，密封 2 週即可服用。每日早、晚各服 1 次，每次30 克。

2. 吃豆豉預防腦血栓

每日吃 50 克豆豉，連吃 1 個月。此方可預防腦血栓及腦血栓引起的老年癡呆症。

3. 吃番茄防腦血栓

每日吃2～3個鮮番茄，可滿足人體抗血栓元素的需要，使血黏稠度下降，從而避免了血栓的形成。

4. 烤芹菜防血栓

芹菜1根，洗淨，擦乾表面的水分，切成4～5公分的小段，放進烤箱或微波爐中，用弱火烤至芹菜變成淡褐色即可。服前加 點檸檬汁調味，口感更好。

此方常服可預防血栓形成。

5. 絲瓜瓤治腦血栓

絲瓜瓤30克，乾馬齒莧10克。將上述諸物放入鍋內，加入適量清水，煎湯。每日1劑，分早、晚2次服用。

6. 木耳茶治腦血栓

黑木耳7克，生薑10片。將黑木耳泡發，洗淨，與生薑片一同放入杯中，開水沖泡當茶飲。晚飯時將黑木耳炒菜或做湯吃掉。堅持數月，血栓可明顯減輕。

 理 療 方

1. 預防腦梗操

兩腳分開，與肩同寬站立，雙手手指交叉放在腦後，上下按摩腦後部100下；接著用手指乾梳頭200下；然後原地踏步或慢跑10分鐘。每日早、晚各做1次。

2. 仰臥睡眠防腦血栓

中老年人睡覺時，應採用仰臥姿勢。此法可防止頸動脈管腔變狹窄，從而避免了腦血栓的形成。

3. 抄書可治腦血栓

患有腦血栓而致右手不靈活的老人，每日堅持抄書，堅持一段時間，不靈活的右手就可變得靈活了。

4. 熱水擦頸防腦梗

每日早、晚以50℃左右的熱水，擦洗、按摩頸部，以皮膚發紅、發熱為度。

長期堅持，能軟化血管、恢復血管彈性，確保腦組織血氧供應，起到預防腦梗塞的作用。

對腦血栓患者的提示與建議

1. 堅持每天早晨喝1杯溫開水，以補充夜晚睡眠時失去的水分，使血液得到稀釋，防止血栓形成或擴大。

2. 夏季慎用過涼的枕席，以防頸部血管收縮，導致腦血栓復發。

3. 老年人如出現手足麻木、舌頭不靈活、笨手笨腳、頭暈等症狀時，應及時到醫院作檢查，以便及時發現、及時治療。

(三)腦出血

少數患者發病前有頭痛、動作不便、講話不清等症狀；多數患者發病突然，表現為突然頭痛、頭暈、噁心嘔吐、偏癱、抽搐、失語、意識障礙、大小便失禁等。

出血部位不同，其臨床表現也有差異。

理療方

1. 腦出血康復妙招

用大拇指和食指，揉捏患者的患側手指甲根，時間不要超過30秒。

【揉捏的順序】先壓拇指和中指甲根，再揉捏食指和無名指甲根，最後重複揉捏中指配合小指甲根，每日3次。

2. 按壓穴位預防腦出血

腦出血出現前兆時，如指甲上出現紅色或黑色斑點等，應立即按壓商陽穴、少衝穴、關衝穴（見穴位注釋23～25）等穴位，按壓力度以能忍受為宜。若斑點消失，則表示危險期已過。此法常做對預防腦出血很有幫助。

3. 左手搖扇可防腦出血

大腦對身體的控制是交叉的，多數人長期用右手，左手運動少，致使右腦半球缺乏鍛鍊。因此，夏日經常用左手搖扇，可促進右腦功能，增強右腦半球血管的彈性，能有效地預防腦血管病的發生。

除了搖扇，平時還應有意識地讓左手多活動。

對腦出血患者的提示與建議

1. 控制血壓、軟化血管是預防腦出血的根本措施，應引起高度重視。

2. 發現徵兆，採取及時而正確的搶救措施，是挽救生命的關鍵一環。

3. 平時注意營養，保證足夠的熱量、維生素和蛋白質的攝入；低鹽低脂，多吃新鮮的蔬菜、水果，可預防腦出血的發生。

血液病

(一)貧血

中老年人如果出現頭暈、頭痛、乏力、易倦、心悸、活動後氣短、眼花、耳鳴、食慾缺乏、腹脹等症狀，很有可能是貧血，應儘快去醫院做檢查確診。

食療方

1. 豬血治貧血

豬血1000克，洗淨，切成方丁；鯽魚500克，去鱗，洗淨，切段；大米250克；白胡椒粉25克；食鹽適量。

將豬血、鯽魚、大米放入鍋內，加入適量清水，熬煮成粥，放入白胡椒粉、食鹽調味即可。每日1劑，分早、午、晚3次服用。

此方常服有效。

2. 荔枝紅棗治貧血

荔枝、紅棗各10枚，放入鍋內，加入適量清水，煎汁。每日1劑，分早、晚2次服用。

常服對治療貧血有效。

3. 花生紅棗治貧血

紅衣花生米20粒，紅棗6枚。先將紅棗煮熟去核，與花生米一同用棗湯送服。

每日1次，連服2個月。

4. 鯽魚湯治貧血

鮮鯽魚300克，紅糖80克。將鯽魚洗淨，放入鍋內，加入適量清水，文火煮至湯濃，再放入紅糖煮沸即可。每日1劑，分3次服用，連服30日即可見效。

5. 黃豆紅棗治貧血

黃豆500克，紅棗、連衣花生米各250克。將上述食物放入鍋內，加入適量清水，武火煮沸，改文火熬至湯濃稠即可。

每日早、晚各取3～5匙，用沸水沖服。一般1劑約服用1週。

服用2個月後，可間歇1～2週。熬製過程中如加入適量蜂蜜，則口味更好。

二、血小板減少症

血小板減少，可引起皮膚或黏膜自發性出血，有急性和慢性兩種類型。

急性型起病急，以自發性皮膚或黏膜出血為特徵，淤斑、淤點遍佈全身，常見鼻出血、牙齦出血等；慢性型出血症狀較輕，脾臟輕度腫大，病程較長，約有30%～50%的患者可以自癒。

 食療方

1.綠豆紅棗治血小板減少

綠豆、紅棗各50克，洗淨，放入鍋內，加入適量清水，煮至綠豆開花，加入少許紅糖即可服用。每日1劑，15日為1個療程。

2.蜂蜜泡花生治血小板減少

紅衣花生米50克，蜂蜜適量。將紅衣花生米放入蜂蜜中浸泡，密封1週即可服用。每日早晨空腹嚼服。1年後血小板減少症消失。

3.花生龍眼治血小板減少

連衣花生米30克，龍眼肉15克，雞蛋1個。將上述食物放入鍋內，加入適量清水，煎湯。每日1劑。此方適於血小板減少、心慌心悸、畏寒怕冷人群。

4.柿樹葉治血小板減少

取經霜之柿樹葉100克，洗淨，曬乾，研成細末。每日早、晚各取3克，溫開水送服，15日為1個療程，一般服用1～2個療程即可見效。

☞　對貧血、血小板減少症患者的提示
與建議

1. 避免外傷，防止出血和感染。

2. 加強飲食營養，多吃芹菜葉和菠菜，既補鈣又補血，少吃辛辣刺激食物。

二

神經系統疾病

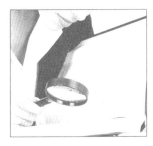

SHENJINGX ITONG JIBING

麻木、震顫

麻木、震顫，多為腦血栓引起，或為腦梗塞後遺症。

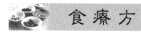 **食療方**

1. 黑木耳治四肢麻木

黑木耳、核桃仁、蜂蜜各120克。將黑木耳泡發，洗淨，與核桃仁一同搗成泥，放入碗內，加入蜂蜜拌勻，上鍋蒸熟即可，分4次吃完。此方可祛風活血，對治四肢麻木有效（孕婦忌用）。

2. 核桃仁治麻木、震顫

核桃仁15個，白糖15克，黃酒50毫升。將核桃仁研碎放入鍋內，加入適量清水，再放入白糖、黃酒，用小火煮10分鐘即可。

每日1劑，分早、晚2次服用。

藥療方

1. 天麻鯉魚治麻木、震顫

天麻25克，川芎10克，鮮鯉魚1條。將鯉魚剖洗乾淨，天麻、川芎泡軟後切成薄片，放入魚腹中，置容器內，加入適量清水，再放入大蔥、生薑，上鍋蒸約30分鐘即可，食肉喝湯。隔日1次。

2. 天麻豬腦改善麻木、震顫

天麻10克，豬腦1副。將天麻、豬腦放入沙鍋內，加入適量清水，以文火燉1小時左右，調味後吃豬腦喝湯。隔日1次。此方常服有效。

3. 天麻雞肝治四肢麻木

天麻20克，雞肝50克。將雞肝、天麻放入容器內，上鍋蒸熟後服用。每日1次，服用半月即可見效。

4. 枸杞子燉羊腦治四肢麻木

枸杞子50克，羊腦1副。將枸杞子、羊腦放入容器內，加入適量清水，再放入大蔥、生薑、食鹽、料酒，隔水蒸熟，最後放入味精調味即可。每日1劑，分早、晚2次服用。

5. 雞蛋皮粉治四肢麻木

雞蛋皮120克，黃酒適量。將雞蛋皮炒黃，搗碎，研成細粉。每次6克，黃酒沖服。

6. 丹參茶治麻木、震顫

丹參30克，放入杯中，開水沖泡當茶飲，直至味淡為止。每日1劑。

 理療方

1. 生薑蔥白水治手腳麻木

生薑、蔥白、陳醋各25克，一同放入鍋內，加入適量清水，煮沸。用此水洗手和腳。每日2次，每次10分鐘，3日即癒。

2. 桑葉煮水治手腳麻木

經霜桑葉適量,曬後放入沙鍋內,加入適量清水,煮沸後撈出桑葉。用此水泡患病的手和腳。每日2次,每次15分鐘。

3. 艾蒿水治腿腳麻木

艾蒿7根,切成段,放入鍋內,放1～2勺食鹽,加入適量清水,煮至艾蒿裡的汁出來後斷火,將艾蒿撈出,加入少許食醋即可。用此水泡腳洗腿,使腿和腳泡出汗來,水涼了再加溫。每次泡洗30分鐘。

4. 按摩治手顫

每日早、晚用左手按摩右手的勞宮穴(見穴位注釋11)、內關穴(見穴位注釋2)、合谷穴(見穴位注釋3)各108次(一壓一起為1次);再用右手按摩左手的上述穴位各108次。

初做時,每穴可按摩36次,逐步增至108次。按摩時用力適中,如感到不適,立即停止按摩。

5. 灸臍下治手顫

將艾條點燃一端後,懸於臍下的關元穴(見穴位注釋57),以感覺溫熱、無疼痛為度。每日灸2～3次,每次15～20分鐘。灸完後要注意保暖,避風寒。

此方適於腦病引起的手顫。

6. 床上運動減少四肢麻木

患者平躺於床上,頭部枕個小圓柱體。然後雙手、雙腳同時上舉,腳掌向上,手腳同時顫動。每日早、晚各做3分鐘。

7. 搓筷子治手腳麻木

取方棱筷子兩雙，兩手掌反覆搓筷子。每日搓2～3次，每次至少搓5分鐘。長期搓可治手腳麻木，並能提高手掌的握力和靈敏度。

口眼喎斜

腦瘤和腦血管病引起的面癱，多表現為中樞性面神經癱瘓。面癱患者多伴有口眼喎斜、流口水、失語等。

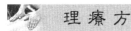 理 療 方

1. 塗擦生薑治口眼喎斜

取核桃大的生薑1塊，去皮，切開。口眼向左喎斜的，用生薑的切面塗擦右側的上下齒齦；口眼向右喎斜的，塗擦左側的上下齒齦。塗擦至齒齦有燒灼感或發熱為止。每日2～3次，7日為1個療程，一般2個療程即可見效。此法安全、簡便，且無副作用。

2. 生薑蜂蜜糊治口眼喎斜

生薑粉20克，蜂蜜100克。將生薑粉、蜂蜜混合，調成糊，敷在患處，然後用紗布包好。每日換藥1次，一般2次見效。此方省錢、省力，且療效不錯。

3. 黃鱔血治口眼喎斜

取適量黃鱔血，加入少許麝香，調勻後塗於面部。左

喎塗右，右喎塗左。

4. 中藥外敷治口眼喎斜

乳香30克，丁香3克，蓖麻子（去皮）適量。將上述藥物混合，搗成泥狀，置於乾淨的紗布上。左側喎斜敷於右側面部，右側喎斜敷於左側面部。每日換藥1次，7日為1個療程。

☞ 對口眼喎斜患者的提示與建議

1. 應及時檢查、及時治療，同時注意保暖。

2. 積極防治中耳炎、腦血栓等病源。

3. 重症患者要排除對此症狀的恐懼心理，積極樂觀地配合醫生治療。

腦萎縮、腦功能衰退

腦萎縮、腦功能衰退的主要症狀是，患者記憶力明顯下降（近事易忘）、動作遲緩、反應遲鈍等。作CT（電腦斷層掃瞄）檢查可確診。

食療方

1. 芝麻粥治繼發性腦萎縮

黑芝麻50克，核桃仁100克，大米60克。將上述食物

放入鍋內，加入適量清水，熬煮成粥即可。每日1劑。此方常服有效。

2. 花生粥延緩腦功能衰退

花生米45克，粳米60克，冰糖適量。將上述食物放入沙鍋內，加入適量清水，煮至米爛湯稠，每日早晨溫熱後服用。此方常服能延緩腦功能衰退。

3. 菠菜湯預防腦功能衰退

菠菜中含有大量的抗氧化劑，既能啟動大腦功能，又能延緩大腦老化，增強活力。經常服用菠菜，可以預防腦功能衰退。

4. 山藥粥防腦功能衰退

山藥200克，粳米60克，紅棗50克。將上述食物放入鍋內，加入適量清水，煮沸，改文火再煮30分鐘即可。每日1劑。山藥能改善血液循環，提高大腦記憶力和思維能力，是健腦佳品。

5. 乾嚼食物防腦功能衰退

乾嚼食物是一種消耗能量的口腔運動，可以起到提高大腦思維能力、延緩腦功能衰退、預防老年癡呆的作用。中老年人平時多吃乾饃、烙饃、餅乾、炒貨等耐嚼食物，對預防腦功能衰退有明顯功效。

 理 療 方

1. 運動舌頭防腦功能衰退

要想防止腦功能衰退，經常運動舌頭是一種簡便、易

行、有效的方法。

【具體的方法】半張開嘴，用力彈動舌頭發出「嗒嗒」響聲，連續做30下；坐椅子上，雙手十指張開放在膝蓋上，上身稍前傾用鼻吸氣，嘴巴大張，舌頭伸出，同時呼氣，眼睛睜大目視前方，反覆做5次；嘴巴張開，舌頭伸出又縮回，同時用右手食指、中指、無名指的指尖在左耳下邊至咽喉處上下擦搓30下，然後用左手反方向上下擦搓30下；頭部上仰，下巴伸展，嘴巴張大，伸出舌頭停留3秒鐘後縮回，反覆做5次。將舌頭運動時產生的唾液徐徐嚥下，對身體更有好處。

2. 拋接布袋防腦功能衰退

製作4個蘋果般大小的布袋，內裝豆粒。先用2個布袋拋接，逐漸增至4個。如此鍛鍊，可增強大腦靈敏度。

3. 手指操防腦功能衰退

頂指尖：雙手各指尖依次相對，使指尖用力對頂，直至手掌相合，做20次；

彈指：兩手緊握拳，手指用力向外彈出，做20次；

拉手指：右手依次拉左手各指，再換左手拉右手各指，各做20次。

👉 對腦萎縮、腦功能衰退患者的提示與建議

1. 多吃對大腦有營養的食物，如核桃、芝麻、山藥等，不吃黴變和不乾淨的東西。保證充足的睡眠。

2. 堅持腦的鍛鍊，勤讀多寫，但不可過度用腦。

3. 保持樂觀情緒，心胸寬廣，避免精神受刺激。

老 年 癡 呆 症

癡呆症的主要症狀是，患者表情呆滯、反應遲緩、記憶力差或完全失憶，出外時易走失等。

長期精神抑鬱會導致癡呆症。

 食 療 方

1. 蓮子銀耳防治老年癡呆症

蓮子50克，水發銀耳30克。將蓮子放入鍋內，加入適量清水，煨湯，待蓮子熟爛後放入銀耳，再次煮開，放入白糖調味即可。每日1劑。

蓮子清心除煩，銀耳強心補虛，兩者配伍可防治老年癡呆症。

2. 腐乳可防老年癡呆症

人體缺乏維生素B_{12}會加速大腦老化，引起老年癡呆症。腐乳中含有豐富的維生素B_{12}，因此常吃腐乳，可預防老年癡呆症。

需要指出的是，有高血壓、心臟病、腎臟病、消化道潰瘍的患者，不宜多吃。

3. 常嚼口香糖防老年癡呆症

中老年人每日嚼一些口香糖可以在不增加食量的情況

下，有效刺激腦內海馬功能，從而起到預防老年癡呆症的作用。但也不宜多吃，否則，適得其反。

每日以1～2枚為限。

4. 常食豬血防老年癡呆症

豬血中脂肪含量少，蛋白質含量高。同時，豬血中還含有鈉、鐵、銅、錳、鈷等多種人體必需的微量元素及卵磷脂，經常服用豬血，對防治老年癡呆症頗有益處。

5. 核桃芝麻粥治老年癡呆症

核桃仁、黑芝麻各30克，蓮子15克，大米適量。將上述食物放入鍋內，加入適量清水，熬煮成粥即可。每日1劑。

6. 百合燉鵪鶉治老年癡呆症

百合30克，桂圓肉15克，鵪鶉2隻。將鵪鶉肉、百合、桂圓肉放入盆內，加入適量清水，隔水蒸熟，調味後服用。

7. 芝麻粥治老年癡呆症

黑芝麻30克，糯米100克。將上述食物放入鍋內，加入適量清水，熬煮成粥，加入1匙蜂蜜即可。每日1劑。

藥療方

1. 山藥芡實粥防癡呆症

山藥30克，芡實20克，瘦羊肉、小米各100克。將羊肉洗淨，切碎丁，山藥、芡實搗碎，與羊肉一同放入鍋內，加入適量清水，煲粥，熟後調味即可。每日1劑。

2.丹參茯苓治老年癡呆症

丹參30克，茯苓12克，茵陳5克。將上述藥物放入鍋內，加入適量清水，煎汁。每日1劑，分早、晚2次服用。此方常服能有效防治因腦血管病引起的老年癡呆症。

理療方

日常護理防治老年癡呆症

日光浴：每日上午接受2小時的日光照射。

步行運動：經常進行步行運動，可預防或推遲癡呆症的發生。

梳頭：每日早、晚用手指乾梳頭30下。

浴面：兩手中指帶動其他手指，沿鼻翼兩側由下向上擦至額部，再向下擦，如此反覆30次。

叩膝：兩腿直立，交替踏步，抬高兩膝，同時兩手前伸，掌心朝下，抬腿時掌心碰觸膝蓋，抬腿速度與快速步行相仿，反覆做50次。

對老年癡呆患者的提示與建議

1. 催眠藥、鎮靜藥、抗精神失常藥、抗癲癇藥、抗震顫麻痹藥、強心藥、抗腫瘤藥、抗心律失常藥、降壓藥、鐵制劑、鋁制劑等藥物，能誘發或加重老年癡呆症，應慎用或在醫生指導下使用。

2. 避免消極、悲觀情緒，心胸開朗，保持樂觀的心態。

3. 關心他人，樂於助人，保持良好的人際關係。

4. 注意生理、心理衛生，在家人陪護下進行戶外活動，如散步、遊玩等。

眩　暈

眩暈是多種疾病的症狀之一，中老年人的眩暈，多由動脈硬化、高血壓、低血壓、心臟病等引起。

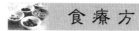 食療方

1. 豬肝治眩暈

鮮豬肝100克，生薑3～5片，紅糖一小塊。將豬肝洗淨，切成薄片，沸水焯一下。鍋內放入適量清水，煮沸，放入豬肝、薑、糖，煮熟，加1匙蜂蜜即可。每日1劑。

2. 冬瓜子治眩暈

冬瓜子500克，焙乾研末。每日早、晚各服1次，每次10克，服用數日即可見效。

3. 豆油雞蛋治眩暈

雞蛋2個，紅糖30克，豆油適量。將豆油放入鍋內燒熱，雞蛋打入碗中，放入紅糖，加一點水攪勻，倒入鍋內煎熟。

空腹服用，連服10日即可見效。

4. 葡萄汁治眩暈

葡萄150克，鮮薑汁50毫升，蜂蜜15克，綠茶5克。

先將葡萄洗淨，榨汁，綠茶放入茶杯內，用沸水沖泡後濾渣取汁。

在茶汁中加入葡萄汁、薑汁和蜂蜜，攪勻即可。每日分上、下午2次服用。

藥療方

1. 天麻魚頭治眩暈

天麻9克，草魚頭1個，生薑3片。將魚頭、天麻、生薑放入鍋內，加入適量清水，煎湯。每週3次。此方常服能平肝息風，緩解眩暈。

2. 天麻雞肉飯治眩暈

將天麻6克，洗淨，熱水泡發，切成薄片；雞肉80克，切碎丁；冬菇、竹筍各30克，切成小片；大米100克。將天麻片、雞肉丁、冬菇片、竹筍片、大米放入鍋中，加入適量清水，煮15分鐘，放入鹽、味精，改小火燜熟即可。

每日1劑。此方常服效果好。

3. 仙鶴草雞蛋治眩暈

仙鶴草50克，雞蛋2個，紅糖適量。將仙鶴草洗淨，放入鍋內，加入適量清水，煎煮30分鐘，去渣後加入紅糖煮化，再打入雞蛋，煮至蛋熟，吃蛋喝湯。每日1劑，分早、晚2次服用，連服3日即可見效。

4. 酸棗仁淮山藥治眩暈

酸棗仁、淮山藥、當歸、五味子、桂圓肉各10克，一

同放入鍋內，加入適量清水，煎汁。每日1劑。此方能寧心安神、鎮眩止暈。

5. 田七治老年眩暈

田七適量，研細末，放於瓶內，密封。每日3次，每次1克，飯後溫開水送服，15日為1個療程，一般2個療程即可見效。

6. 菊花枸杞子治眩暈

杭菊花、枸杞子各100克，浸入500毫升白酒中，密封15日，去渣後加入適量蜂蜜即可。每日早、晚各服1小杯（約25毫升）。

7. 白果治眩暈

白果（銀杏）15克，有嘔吐者加乾薑3克，共研細末，開水送服。每日1劑，分早、晚2次服用，15日即可見效。

8. 龍眼殼治眩暈

龍眼殼15克，放入鍋內，加入適量清水，煎煮20分鐘即可。每日1劑，分早、晚2次服用。

此方有祛風明目之功效。

9. 黨參黃精治眩暈

黨參、黃精各30克，炙甘草20克。將上述藥物放入鍋內，加入適量清水，煎汁。每日1劑，分早、晚2次服用。此方治低血壓性眩暈，一般4～5劑即可治癒。

10. 枸杞子何首烏治眩暈

枸杞子、炙何首烏各30克。將上述藥物放入鍋內，加入適量清水，煎汁。每日1劑，分早、晚2次服用，30日為1個療程。

對暈眩患者的提示與建議

中老年人一旦出現眩暈，應立即去醫院檢查，及時查找病因，及時治療，千萬不可大意。因為中老年人的眩暈多與心腦血管疾病，如冠心病、高血壓、動脈硬化等有關。

頭 痛 、 偏 頭 痛

頭痛的病因很多，中老年人的頭痛大多是由心腦血管疾病引起的。頭痛的伴隨症狀通常是一些疾病的重要線索，如頭痛伴有嘔吐，常常提示顱內壓偏高等，所以出現頭痛應慎重對待。

食療方

1. 淡鹽水緩解頭痛

頭痛嚴重，身邊又無藥時，沖1杯淡鹽水服下，可以緩解頭痛。

2. 絲瓜根燉瘦肉治頭痛

絲瓜根300克，切成小段；瘦豬肉200克，切成薄片。將絲瓜根放入鍋內，加入適量清水，煮20分鐘後撈出，放入瘦肉片繼續煮，熟後加鹽調味即可，吃肉喝湯。一般1次可癒，重者可多服幾次。

藥療方

1. 八珍丸治頭痛

頭痛難癒，可服八珍丸。每日2次，每次1～2丸，溫開水送服。此方對氣血兩虛的頑固性頭痛有效，易上火者忌用。

2. 川芎菊花治頭痛

川芎、杭菊花各15克，冰糖少許。將川芎、菊花放入鍋內，加入適量清水，煎湯，待湯濃時放入冰糖。每日1劑，分早、晚2次服用，連服3日即可見效。

3. 遠志治頭痛

遠志15克，紅棗7枚。將遠志、紅棗放入鍋內，加入適量清水，煎汁。每日1劑，分早、晚2次服用。晚上服時把7個紅棗一起吃掉。

4. 白僵蠶治頭痛

將白僵蠶曬乾，研成細末，開水送服。每日1次，每次6～9克。此方止痛效果明顯。

5. 牛蒡子治偏頭痛

牛蒡子、紅糖各9克。將牛蒡子炒黃，研成細末，與紅糖一同放入鍋內，加入適量清水，煎汁，溫服。每日1劑，一般2日即可見效。

6. 地骨皮治偏頭痛

地骨皮100克，放入鍋內，加入適量清水，煎汁。每日1劑，連服7日即可見效。

7. 附子治偏頭痛

白附子3克，蔥白15克。將白附子研成細末，加入蔥白搗成泥狀。取黃豆大小置於圓形的紙或紗布上，貼於痛側的太陽穴（見穴位注釋19），約1個小時後取下。

8. 石菖蒲治偏頭痛

鮮石菖蒲15克，搗爛，榨取汁液，用黃酒送服。

9. 蓖麻仁乳香治偏頭痛

蓖麻仁、乳香各6克，食鹽少許。將上述諸物共搗成泥狀，取適量貼敷於痛側的太陽穴（見穴位注釋19），用紗布包好。此方適於氣鬱型偏頭痛人群。

 理療方

1. 按壓太陽穴治頭痛

雙手食指，按壓頭部兩側太陽穴（見穴位注釋19），旋轉按壓約1分鐘（壓至有脹痛感），頭痛便可減輕。

2. 按摩腳趾緩解頭痛

雙手同時用力按摩雙腳大腳趾的下部，持續5分鐘，即可緩解頭痛。

3. 塗抹檸檬汁緩解頭痛

在太陽穴（見穴位注釋19）處塗抹少許檸檬汁，然後再按摩脖頸5分鐘，即可緩解頭痛。

4. 酒精棉球治頭痛

將2個酒精棉球置於兩側耳道內，片刻後頭腦有涼爽和清醒的感覺，頭痛也會因此緩解或消失。

5. 垂頭呼吸治頭痛

低頭垂於胸前，深吸氣、呼氣，再將頭倒向左側重複做1次，恢復原位。

呼氣時發出「濕」或「福」的聲音。

6. 蘿蔔汁治偏頭痛

鮮蘿蔔搗爛取汁，加入少許冰片調勻，滴鼻。左側頭痛滴右鼻孔，右側頭痛滴左鼻孔。連用1週後，病情會有明顯改善。

7. 按摩頭部治偏頭痛

將手指放在頭部最痛的地方，進行快速按摩。每次按摩50下，每日早、中、晚飯前各做1次，可達到止痛效果。

神 經 衰 弱

神經衰弱是神經活動的機能性障礙，而不是器質性損害。早期症狀是，患者心情煩躁、好發脾氣、記憶力減退、失眠、多夢等；之後上述症狀逐漸加重，甚至出現心慌氣短、食慾缺乏、陽痿早洩等。

食療方

1. 馬鈴薯治神經衰弱

馬鈴薯1個，挖洞放入獨頭蒜1枚，上鍋蒸熟即可。

每日2次，連服7日即可見效。

2. 紅棗治神經衰弱

紅棗20枚，蔥白7根。將紅棗洗淨，泡軟，放入鍋內，加入適量清水，武火煮沸，改文火煮15分鐘，放入蔥白，再煮2分鐘即可。每日1劑，分早、晚2次服用，連服2日即可見效。

3. 百合治神經衰弱

百合60克，用冷水浸泡1小時，文火煎煮10分鐘，溫後吃百合喝湯。

每日1劑，一般半月即可見效。

4. 蓮子治神經衰弱

蓮子、百合各60克，瘦豬肉400克。將上述食物放入鍋內，加入適量清水，煲湯，熟後調味即可。每日1劑。此方適於心脾兩虛的神經衰弱人群。

5. 棗仁粥治神經衰弱

炒棗仁40克，粳米100克。將棗仁搗碎，煎取濃汁備用；將粳米放入鍋內，加入適量清水，煮粥，待米至五成熟時，放入棗仁汁，繼續煮至粥熟。每日1劑。此方有養肝、寧心、安神之功效。

6. 鯽魚糯米粥治神經衰弱

鯽魚300克，洗淨；糯米60克，淘淨。將糯米放入鍋內，加入適量清水煮至粥將熟時，放入鯽魚繼續煮，粥好後去鯽魚骨，放入薑末、蔥花、鹽和味精調味即可。隔日1次。

此方常服對防治神經衰弱有幫助。

藥療方

1. 芸香粉治神經衰弱

將芸香粉放入容器內，加入適量米湯攪勻，製成黃豆大的丸粒。每日2～3次，每次5～10粒，空腹服用。

2. 黨參黃蓍治神經衰弱

黨參、黃蓍各120克，肉桂50克，甘草、生薑各10克。將黨參、黃蓍、肉桂研成粗粉備用；將甘草、生薑放入鍋內，加入適量清水，煎湯，去渣後沖服粗粉。每日早、晚各1次，每次6克。

理療方

搓臉、胸、腰治神經衰弱

搓臉：每晚臨睡前半小時將兩手搓熱貼於面頰，兩手中指起於迎香穴（見穴位注釋27），向上推至髮際，經睛明穴（見穴位注釋28）、攢竹穴（見穴位注釋29），然後兩手分開向兩側額角，再向下經「耳門」返回起點，如此反覆搓30次；

搓胸：取坐姿，用右手平貼右肋部，向左上方搓至左肩部，共30次；然後左手平貼，自左肋部搓至右肩部，共30次；

搓腰：取坐姿，兩手掌由腰部起沿脊柱自上而下搓至臀部，共30次，如發現有壓痛點，可用手指在痛點按壓30

秒鐘。

👉 對神經衰弱患者的提示與建議

1. 樹立戰勝疾病的信心，多參加體育活動。
2. 減輕心理壓力，鍛鍊心理承受能力。
3. 按時服藥，注意休息，加強飲食營養。

失　眠

　　失眠是一種睡眠障礙，患者通常表現為不能入睡、睡眠時間短、睡眠不深、常常被噩夢驚醒等，伴有頭痛、眼花、心悸、健忘、耳鳴、神疲乏力等症狀。

 ## 食療方

1. 花生醬治失眠

　　夜裡失眠時，吃2匙花生醬，就可以安然入睡了。花生醬中含有色氨酸，可幫助人入睡。

2. 睡前吃紅棗有助睡眠

　　每日睡前3小時，吃紅棗5～10枚（生熟均可），可提高睡眠品質，防治失眠。

3. 喝芹菜汁可安眠

　　取適量芹菜，榨汁，兌入1匙蜂蜜，再加入適量溫開

水調勻即可。每晚1次。芹菜有鎮靜安神的作用，睡前服用可使神經放鬆，易於入睡。

4. 百合湯治失眠

鮮百合55克，蜂蜜25克。將百合、蜂蜜放入鍋內，加入適量清水，煎湯，每晚臨睡前服用。每日1劑，連服7日即可見效。

此方適於陰虛有火失眠人群。

5. 金針菜治失眠

金針菜（又名黃花菜）30克，洗淨，放入鍋內，加入適量清水，煮30分鐘，去渣後放入冰糖，再煮2分鐘即可。睡前1小時溫服，連服10日即可見效。

6. 萵筍湯治失眠

萵筍帶皮洗淨，切片，放入鍋內，加入適量清水，煎湯。睡前吃筍喝湯。

此方常服可治失眠。

7. 銀耳酸棗仁治夏天失眠

銀耳15克，洗淨，泡發；酸棗仁20克，用紗布包好；冰糖25克。

將上述食物一同放入鍋內，加入適量清水，煎湯。棄棗仁，睡前2小時服用。

8. 紅棗蔥白治失眠

紅棗20克，蔥白5根。將紅棗、蔥白放入鍋內，加入適量清水，煎湯。睡前服用。

9. 蓮子百合治失眠

蓮子、百合各30克，瘦豬肉200克。將上述食物放入

鍋內，加入適量清水，煮熟，吃肉喝湯。

此方適於體弱者的失眠人群。

10. 紅棗桂圓治失眠

紅棗、桂圓各10克，大米50克，冰糖適量。將大米放入鍋內，加入適量清水，煮沸，放入紅棗、桂圓肉，煮至米爛成粥，放入冰糖即可。每日1劑，晚飯時服用。

11. 黑豆合歡花治失眠

黑豆、合歡花、麥仁（去殼）各30克，蜂蜜適量。將上述食物放入鍋內，加入適量清水，煎湯，兌入蜂蜜調勻即可。每日1劑，睡前服下。

12. 粳米菊花粥治失眠

粳米100克；乾菊花10克，研成末。先將粳米放入鍋內，加入適量清水，煮成粥，加入菊花末，再次煮沸即可。每日1次。

藥療方

1. 五味子治失眠

五味子3克，核桃仁6個，蜂蜜適量。將五味子、核桃仁搗碎，放入蜂蜜，調成糊狀，睡前服下。此方適於腎虛耳鳴、盜汗、腰膝酸軟的失眠人群。

2. 當歸枸杞子治失眠

當歸15克，枸杞子12克，羊肉100克。將當歸、枸杞子、羊肉放入鍋內，加入適量清水，煲湯，晚飯時吃肉喝湯。此方適於血虛的失眠人群。

3. 丹參酸棗仁治失眠

丹參、炒酸棗仁各5克，研成細末，溫開水送服。每日1劑，分早、晚2次服用（第2次應於睡前半小時服用），10日為1個療程。

4. 茯苓川芎治失眠

棗仁30克，茯苓15克，乾薑、川芎各10克，炙甘草6克。將上述藥物放入鍋內，加入適量清水，煎汁。每日1劑，分早、晚2次服用。

 ## 理 療 方

1.刺激中衝穴改善失眠

中衝穴（見穴位注釋30）是心包經絡的終端，用手指尖持續刺激該穴位3～5分鐘，可明顯改善失眠症狀。

2. 按壓安眠穴治失眠

失眠者用手指在安眠穴（見穴位注釋31）上左右交替地按壓50下，意識便逐漸模糊起來，起到催眠作用。必須注意的是，此穴絕對不能左右同時按壓，要左右交替進行。

3. 揉腹治失眠

睡前仰臥於床上，意守丹田。先用右手按順時針方向繞臍揉腹100下，再換用左手反方向揉100下。

此法常做可治失眠。

4. 平推腹部治失眠

睡前仰臥於床上，手掌從心口處向下平推至小腹部，

此算1次，連推50次。

此法常做可有效改善失眠。

👉 對失眠患者的提示與建議

1. 睡前不要吸菸、喝酒，或吃刺激性的食物。
2. 睡前要保持心情愉快，祛除焦慮和不安。
3. 睡前1小時停止學習、工作和文體活動。
4. 睡前不看過分刺激的影視劇、小說，不聽驚險故事。
5. 不要在入睡前、熄燈後思考問題，要儘快入睡。

汗 症

汗症有自汗和盜汗之分。自汗是人在清醒狀態下自然出汗；盜汗是人睡著後汗液竊出，醒後自止。

自汗和盜汗多因久病體虛所致。

食療方

1.糯米蓮心粥治盜汗

糯米100克，蓮子心30克，冰糖適量。將糯米、蓮子心放入鍋內，加入適量清水，煮粥，快熟時放入冰糖即可。每晚睡前服用。此方常服可養陰安神。

2. 栗子雞蛋治盜汗

栗子50克，雞蛋2個，冰糖適量。將栗子去殼放入鍋內，加入適量清水，用文火煮熟，再放入雞蛋、冰糖，蛋熟糖化後服用。

每日1劑，分早、晚2次空腹服用。

3. 豬肚子治盜汗

豬肚了1個，洗淨；糯米500克，清水浸泡30分鐘。將糯米裝入豬肚內，放入少許調味品紮緊口，入鍋煮熟後服用。此方常服可緩解盜汗。

4. 豆豉米酒治盜汗

豆豉250克，米酒1000毫升。將豆豉炒香，浸入米酒中，密封3日即可服用。每日2次，每次2匙。

5. 百合蓮子治盜汗

百合20克，蓮子、冰糖各30克。將百合、蓮子洗淨，放入鍋內，加入適量清水，燉至百合、蓮子爛熟，放入冰糖即可。每日1次。

6. 黑豆桂圓紅棗湯治自汗

黑豆30克，桂圓肉12克，紅棗10枚。將上述食物放入沙鍋內，加入適量清水，大火燒開，再用小火煮1小時左右即可。每日1次。

7. 烏梅黑豆湯治自汗

烏梅15克，黑豆30克，淮小麥50克，蜂蜜適量。將上述食物放入鍋內，加入適量清水，煎濃湯，去渣後放入蜂蜜即可。

每日1劑，分早、晚2次服用。

藥療方

1. 黃蓍五味子粥治自汗

黃蓍15克，五味子10克，淮小麥30克，紅棗10枚，糯米50克，白糖適量。將黃蓍、五味子、淮小麥、紅棗放入鍋內，加入適量清水，煎汁，去渣留汁備用；糯米煮粥至七成熟時放入前藥汁，繼續煮至粥熟，放入白糖即可。每日1劑，分早、晚2次服用。

2. 太子參當歸治自汗

太子參30克，當歸10克，豬心1個。將太子參、當歸放入鍋內，加入適量清水，煎汁，去渣；將豬心洗淨，切成片，放入前藥汁中，煮至豬心熟即可，食豬心喝湯。每日1劑，分早、晚2次服用。

3. 龍眼五味子治自汗

龍眼肉20克，五味子10克，紅棗10枚，冰糖30克。將龍眼肉、五味子、紅棗、冰糖共放碗內，加入適量清水，隔水蒸1小時即可。每日1劑，分早、晚2次服用。

此方適於老年人久病體弱而出汗過多者。

4. 黃蓍太子參治多汗

黃蓍12克，太子參15克，紅棗10枚。將黃蓍、太子參、紅棗放入鍋內，加入適量清水，大火燒開，改小火煮1小時左右即可。每日1劑。

5. 麻黃根黃蓍治自汗盜汗

麻黃根、黃蓍各10克，浮小麥50克，牡蠣（打碎）

25克。將上述藥物放入鍋內，加入適量清水，煎汁。每日1劑，分早、中、晚3次服用，一般服2～3劑即可見效。

6. 五倍子敷臍治多汗

五倍子、何首烏、黃柏各30克，共研細末。取適量藥末加醋調成糊狀，敷於肚臍，外用紗布包好。自汗者清晨敷上晚間取出，盜汗者晚間敷上翌日清晨取出。

☞ **對汗症患者的提示與建議**

1. 治汗症應分清症候，查明病因，對症選方。

2. 出汗多的患者，可適當多吃一些酸味食物，如檸檬、烏梅等，這些食物既能起到斂汗、止瀉、袪濕的作用，又能生津解渴，健胃消食，殺菌消毒。

三

內分泌系統疾病

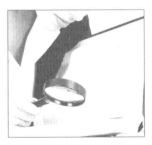

NEIFENMI XITONG JIBING

高血脂症

人體血液中血脂含量超過正常值，則為高血脂症。高血脂症可引起動脈粥樣硬化，導致冠心病、高血壓、腎臟病等許多嚴重疾病的發生。

食療方

1. 生吃洋蔥降血脂

每日生吃雞蛋大小的紫色洋蔥1個，堅持半年，可使血脂恢復正常，並能使脂肪肝減輕。

2. 常服苦瓜降血脂

苦瓜100克，洗淨，切成條，沸水焯一下，加入作料調味即可。每日早晨空腹服用。

此方簡單、安全，長期服用效果明顯。

3. 玉米麵粥降血脂

玉米麵150克，黑木耳10克。將黑木耳泡發，洗淨，切碎，放入鍋內，加入適量清水，文火煮爛；再將玉米麵調成糊倒入鍋內，煮成粥，加入白糖即可。每日早餐服用。

4. 黑木耳豆腐湯降血脂

黑木耳30克，泡發，洗淨；豆腐250克，切成片；雞湯適量。將黑木耳、豆腐放入雞湯中，再放一些薑絲、蔥花共燉，熟後加少許鹽、香油即可。此方常服可降血脂。

5. 燉鯉魚治高血脂症

250克左右的鯉魚1條，赤小豆60克，紫皮大蒜1頭，蔥白1段。將鯉魚去內臟，洗淨，與赤小豆、大蒜、蔥白一同放入鍋內，加入適量清水，文火燉熟，勿放鹽，吃魚肉喝湯。每日1次，7日為1個療程，6個療程即可見效。

6. 香菇紅棗降血脂

香菇、紅棗各50克，放入鍋內，加入適量清水，煮熟後加入適量紅糖，稍煮片刻即可。每日1次。

此方常服有降血脂的功效。

7. 黑白木耳降血脂

黑木耳、白木耳各10克，泡發，洗淨；冰糖5克。將黑木耳、白木耳、冰糖放入碗內，加入適量清水，上鍋蒸1小時即可服用。

常服降血脂有效。

8. 大蒜白蘿蔔汁降血脂

大蒜60克，白蘿蔔120克。將大蒜、白蘿蔔分別搗爛，取汁，然後混合，攪勻，加入少許紅糖即可。每日1劑，分早、晚2次服用。

此方適於濕熱內蘊、氣滯血淤的高血脂症人群。

9. 三菇降血脂

冬菇、白菇、草菇各25克，嫩玉米、筍片各50克，鮮湯適量。

將上述3種菇，洗淨，切片，入油鍋煸炒一下，加入鮮湯、玉米、筍片同煮，熟後放入粉芡、作料（鹽、味精等）翻炒片刻即可服用。

10. 薑醋蜜茶降血脂

生薑片10克，茶葉3克，蜂蜜、食醋適量。先將薑片用食醋浸泡一夜，再與茶葉一同用沸水沖泡。服時調入蜂蜜即可。此方適於食滯胃寒的高血脂人群。

11. 穀糠黃豆粉粥治高血脂症

穀糠、黃豆粉各25克。將穀糠研成細末，與黃豆粉一同放入鍋內，加入適量清水，文火煮成粥即可。每日早晨服用。此方常服有助於調節血脂。

12. 醋泡香菇降膽固醇

將香菇去根，洗淨，曬1日後放入瓶內，倒入適量食醋密封，置陰涼處或冰箱內，1個月後即可服用。

此方降膽固醇效果好。

藥療方

1. 何首烏烏骨雞湯降血脂

何首烏15克，黑豆50克，烏骨雞1隻，紅棗10枚，黃酒、蔥、薑、食鹽、味精適量。將何首烏、黑豆、烏骨雞、紅棗放入鍋內，加入適量清水，燉至熟爛時放入作料即可。每週1劑。

此方適於肝腎不足、陰血虧虛的高血脂症人群。

2. 何首烏紅棗粥降血脂

何首烏30克，紅棗5枚，粳米100克。將何首烏放入鍋內，加入適量清水，煎汁，去渣後放入粳米、紅棗煮粥，熟後調味即可。每日1劑。

3. 粟米枸杞子粥降血脂

粟米100克，研細；枸杞子15克，洗淨；陳皮5克，研末。將粟米、枸杞子放入沙鍋內，加入適量清水，大火煮沸，改小火煮至粥熟，放入陳皮末，攪勻，再次煮沸即可。每日1劑，分早、晚2次服用。

4. 三七何首烏粥降血脂

三七5克，何首烏30克，大米100克，紅棗2枚，白糖適量。

先將三七、何首烏煎取濃汁備用，再將大米、紅棗、白糖放入沙鍋內，加入適量清水，煮成粥，然後放入前藥汁攪勻，文火煮沸後停火，燜5分鐘即可服用。

5. 紅茶芹菜降血脂

紅茶10克，芹菜500克，冰糖20克。將芹菜放入鍋內，加入適量清水，煎汁，去渣後放入紅茶、冰糖，稍煮一下即可。每日1劑。

此方常服可降血脂。

6. 綠茶蜂蜜降血脂

綠茶150克，蜂蜜250克，米酒100毫升。將綠茶、蜂蜜浸入米酒內，密封，置陰涼處，每日搖晃2次，15日後即可服用。每日3次，每次10～20毫升，飯後服。

7. 山楂決明子茶降血脂

山楂、決明子、枸杞子各15克，菊花3克。將上述諸物放入杯中，開水沖泡當茶飲。每日1劑，連服7日。

8. 丹參降血脂

丹參20克，何首烏、草決明、山楂各15克，枸杞子

10克。

將上述藥物放入鍋內，加入適量清水，煎汁，去渣後貯存於保溫瓶中，當茶頻飲。

9. 香蕉柄茶降膽固醇

新鮮香蕉柄15～20克，洗淨，切片，放入杯中，沸水沖泡當茶飲。每日1劑，連服20日。

此方可使膽固醇明顯降低。

☞ 對高血脂患者的提示與建議

1. 不宜額外補維生素E，否則會產生胸悶、憋氣、腹瀉、血栓性靜脈炎、乳腺增生等副作用。

2. 枕頭不宜過高，被子不宜過重。

3. 晚飯不宜過飽。少吃煎炸食物，多吃蒸煮食物。

4. 少吃動物內臟、雞皮、魚子、蟹黃，多吃新鮮果蔬、豆製品、麵筋、黑芝麻、黑木耳等食物。

5. 服用降血脂藥期間，最好別吃柚子。

6. 嚴格控制食鹽量，每日食鹽不超過6克。

糖 尿 病

糖尿病的主要症狀是，患者體重逐漸減輕，常有口乾、口渴、饑餓等感覺。嚴重時可出現昏迷，併發肺炎、動脈硬化、夜盲等。

食療方

1. 胡蘿蔔汁降血糖

新鮮胡蘿蔔適量，洗淨，搗爛，榨汁，不加熱、不加作料。每日早、晚各服100毫升，半月為1個療程，連服6個療程即可見效。

此方對緩解糖尿病各種症狀均有效。

2. 醋泡黃豆降血糖

黃豆1000克，洗淨；生薑500克，切片。一層生薑一層黃豆置於玻璃瓶內，加入適量醋浸泡，密封2個月即可服用。每日早、晚各服黃豆10粒、生薑數片，連服15日即可見效。

3. 鮮檸檬降血糖

鮮檸檬50克，洗淨，放入杯中，沸水沖泡當茶飲。每日1劑，15日為1個療程。

4. 香椿芽降血糖

香椿芽12克，洗淨，放入杯中，沸水沖泡當茶飲。每日1劑，連服7日即可見效。

5. 菜汁降血糖

柿子椒250克，苦瓜、黃瓜、芹菜各200克。將上述諸菜，洗淨，切碎，放在一起榨汁。每日早、晚空腹各服1杯，連續服用2個月即可見效。

6. 苦瓜豆腐治糖尿病

苦瓜250克，豆腐300克。將苦瓜洗淨，切片，放入

鍋內，加蔥花、醬油、鹽等煸炒一下，再加入適量清水，放入豆腐一起燉熟，最後淋上香油調味即可。每日1劑。

此方是糖尿病患者的夏令食療上品。

7. 醋蒸白毛雞治糖尿病

2年以上的白毛雞1隻（男用母雞，女用公雞），剖洗乾淨，開口朝上，肚內倒入250毫升食醋（不放鹽），放入瓷盆內，隔水蒸熟。早晨空腹服用，1次吃不完，次日早晨加熱再吃。輕者1隻，重者2～3隻即可見效。

8. 菠菜根降血糖

新鮮菠菜根200克，雞內金15克。將菠菜根、雞內金放入鍋內，加入適量清水，煎湯。每日1劑，分早、晚2次服用。

9. 鴿肉枸杞子治糖尿病

鴿子1隻，剖洗乾淨，於鴿腹內放入30克枸杞子，淋上黃酒1匙，冷水2匙，用線將鴿腹紮牢，上鍋隔水蒸2小時即可。

常服對糖尿病有效。

10. 荔枝核治糖尿病

荔枝核300克，烘乾，研末，於飯前30分鐘，溫開水送服。每日3次，每次10克，3個月為1個療程。

藥療方

1. 絲瓜茶治糖尿病

絲瓜200克，洗淨，切片，放入鍋內，加入適量清

水、少許鹽，煎汁；茶葉5克，開水沖泡，濾渣取汁，兌入絲瓜汁中，溫後服用。每日2次。

2. 紅茶糯米治糖尿病

糯米100克，煮成粥；紅茶2克，沸水沖泡，濾渣取汁，兌入糯米粥中，溫後服用。每日2次，1個月為1個療程。

3. 玉米鬚綠茶治糖尿病

鮮玉米鬚100克，綠茶2克。將玉米鬚放入鍋內，加入適量清水，煮5分鐘，放入綠茶稍煮一下即可。每日1劑，分3次服用。

4. 鳳梨茶治糖尿病口渴

鳳梨500克，洗淨，榨汁，以涼開水沖服當茶飲。此方常服對糖尿病口渴、尿混濁有效。

5. 熟枸杞子治糖尿病

枸杞子200克，洗淨，蒸熟即可。每日3次，每次嚼服3克。

常服對血糖有改善作用。

6. 夜來香花子治糖尿病

夜來香花子30克，砸碎，放入沙鍋內，加入適量清水，煎汁。每日1劑。

此方常服對治療糖尿病有效。

☞ 對糖尿病患者的提示與建議

1. 應積極防治併發症，嚴控血糖水準。

2. 少吃含糖多的食物，多吃醋有利於降低血糖。

3. 多飲茶，多吃乾果，多吃綠葉蔬菜。

4. 應及時補鈣；補鈣以食補為主，食補以牛奶為佳。

肥 胖 症

一個人的體重若超過標準體重的20%，即為肥胖症。

男性標準體重（公斤）＝（身高cm−80）×70%。

女性標準體重（公斤）＝（身高cm−70）×60%。

 食療方

1. 生食苦瓜減肥

每日生食苦瓜1～2條，可起到瘦身減肥的作用，但必須生食才能有效。

因此，此方不適於脾胃虛寒的肥胖人群。

2. 服花椒粉可減肥

花椒100克，放入鍋內，炒至深褐色，擀成粉狀。每晚12點左右（此時空腹），取1匙放入杯中，加入少許白糖，用開水沖服。

3. 餐前吃番茄可瘦身

每日用餐前吃1個番茄，能起到瘦身的作用。對於寒性體質或胃腸虛弱的人，可以將番茄加熱，或加工成番茄汁後服用。

4. 吃柚子可減肥

每日堅持吃1～2個柚子，既能增加營養，又可瘦身減肥，一舉兩得，不妨一試。

5. 山楂荷葉治肥胖症

山楂30克，荷葉、白茅根各20克，陳皮6克。將上述諸物放入杯中，沸水沖泡15分鐘，當茶飲。每日1劑，服用3個月後體重會明顯降低。

荷葉還是很好的清暑佳品。

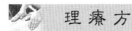 理 療 方

頭叩足減肥操

早上起床前和晚上臨睡前，坐於床上，雙腳心相對，雙腿自然彎曲放平，將雙手按在足背上，手臂伸直。以鼻吸氣、同時收腹用頭的前額部去叩足尖，手臂順勢彎曲向下；接著以嘴呼氣、手臂緩緩伸直，腰部順勢推直，恢復坐姿。一下一上為1次，每日做100次，堅持數日必定有效。

口 乾 症

中老年人由於身體功能逐漸衰退，唾液分泌也逐漸減少，所以常常感到口渴、口乾，尤其是在夜間更是感覺如此。

食療方

1. 奇異果治口乾

夜間口乾、咳嗽有痰者，每日堅持吃2～3個奇異果，可使口乾消失，咳嗽多痰也可得到緩解。

2. 含棗核治口乾

吃完棗後，將核留在口中含一會，並將分泌的唾液咽下去。既不影響說話，也不影響喝水。堅持一段時間，必有收效。

3.白蘿蔔治口乾

白蘿蔔片、青豆、牛肉適量，一同放入沙鍋內，加入適量清水，煎湯。每晚1次，約1週，口乾便可得到緩解。

4. 涼茶漱口防夜間口乾

每晚睡前，用喝剩的涼茶漱口，漱後很快覺得口腔清爽，半夜也不覺得口渴，可一覺睡至天明。

藥療方

1. 嚼人參治口乾

中老年人在冬、春季節，口乾舌燥時，取一小片人參或其根鬚，放入口中慢慢細嚼，將產生的唾液咽下，全部嚼碎後咽下，連服3～4日即可見效。

2. 枸杞子治夜間口渴

枸杞子30克，洗淨，每晚睡前嚼服，嚼得越爛越好。一般連服10日即可見效。枸杞子有滋陰潤燥、補肝益腎的作用。

3. 旱蓮草生地黃治口渴

旱蓮草40克，生地黃12克。將上述藥物放入鍋內，加入適量清水，煎30分鐘，頻服。每日1劑，7日為1個療程，一般2個療程即可見效。

水 腫

引起水腫的原因很多，如伴有肝大、頸靜脈怒張、呼吸困難者，常見於右心衰竭；伴有蜘蛛痣、肝掌，常見於肝硬化、肝癌；伴有蛋白尿、高血壓，常見於腎炎、腎病綜合徵等。

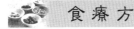 食 療 方

1. 鴿子湯治水腫

鴿子1隻，剖腹，洗淨。將適量臘肉、赤小豆、乾葫蘆、梨殼薆放入鴿子腹中，不加任何作料，將鴿子腹部縫好，放入鍋內，加入適量清水，煮熟，吃肉喝湯。每日1次，連服3日即可見效。

2. 豬肝治水腫

豬肝100克，切碎；大米、綠豆各50克，洗淨。將大

米、豬肝、綠豆放入鍋內，加入適量清水，煮粥。每日1劑。此方常服可消水腫。

3. 黃豆海帶治水腫

黃豆、海帶各50克，加作料，煮熟，與1杯啤酒一同服用。每日午餐1次，連服1週即可見效。

4. 冬瓜皮赤小豆治水腫

冬瓜皮50克，赤小豆100克，紅糖適量。將上述食物放入鍋內，加入適量清水，煮爛後服用。每日1劑。

此方常服有效。

5. 鯽魚治水腫

鯽魚250克，通草30克。將上述食物放入鍋內，加入適量清水，煎煮成濃湯，食魚肉喝湯。每日1劑。

此方常服有效。

6. 三瓜湯治水腫

黃瓜、冬瓜、西瓜皮各200克，洗淨，帶皮切成塊放入沙鍋內，加入適量清水，煲湯，放入作料調味即可。每日1劑。

此方適於水濕內滯引起的肢體及顏面水腫。

藥 療 方

1. 杜仲豬腰治水腫

杜仲10克，豬腰2副，核桃仁50克。將杜仲、豬腰、核桃仁放入鍋內，加入適量清水，煮熟即可。每日1劑，連服2日即可見效。

2. 香薷湯治水腫

香薷50克，放入鍋內，加入適量清水，煎濃湯。每日1劑，分早、晚2次服用。

3.「五皮」汁治水腫

五加皮、地骨皮、生薑皮、大腹皮、茯苓皮各2克。將上述諸藥研為粗末，放入鍋內，加入適量清水，煎汁，去渣後趁熱服用。每日1劑，分早、晚2次服用。此期間，忌食生冷、油膩及堅硬食物。

☞ 對水腫患者的提示與建議

1. 治療水腫須結合其伴隨症狀來治，才能取得比較滿意的效果。

2. 除了上述各方，水腫患者還可採用泡澡，雙手握拳，抬高雙腳睡覺，按摩腳背、腳心和腳尖，搖晃腳踝等輔助手段，以促進血液循環、幫助消除水腫。

四

呼吸系统疾病

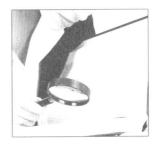

HUXI XITONG JIBING

肺氣腫

中老年人有慢性支氣管炎病史，並伴有氣促、胸悶、乏力、體重減輕、食慾缺乏等症狀，很有可能是患上了肺氣腫，應儘快去醫院做檢查確診。

食療方

1. 四仁治肺氣腫

核桃仁、花生米各200克，白果仁、甜杏仁各100克。將上述食物放在一起，搗碎。每日早晨取20克，加入適量清水，煮沸，打入1個雞蛋，再放入少許冰糖即可。每週3次，連服半年。

此方能扶正固本、補腎潤肺、納氣平喘。

2. 百合枇杷治肺氣腫

鮮百合、枇杷（去核）、鮮藕各30克，澱粉、白糖適量。將鮮藕洗淨，切片，與百合、枇杷一同放入鍋內，加入適量清水，煎煮，熟時放入澱粉、白糖即可。每日1劑。此方常服有效。

3. 公鴨肉治肺氣腫

老公鴨1隻，剖腹，洗淨，切成塊；冬蟲夏草10個。先將冬蟲夏草洗淨，放入鍋內，用香油炒至變色，再放入鴨肉塊炒一會，然後加入適量的水、作料，一起燉至肉熟即可，溫熱服。每日早、晚各1次，每次半碗，連服3劑

即可見效。

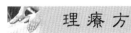

理　療　方

縮唇呼吸防治肺氣腫

每日呼吸時先用鼻吸氣，呼氣時則將口唇縮成圓筒狀，然後緩慢呼氣。每口數次。

開始時每次10～15分鐘，以後可酌情延長時間，並不斷調整呼吸頻率、呼吸深淺及縮唇程度，以不疲勞為度。每日可隨時隨地練習。

此法常做對防治肺氣腫有幫助。

老慢支

「老慢支」是老年慢性支氣管炎的簡稱，主要表現為長期咳嗽、咳痰或喘息。

早期症狀輕微，多在冬季發作，春暖後緩解；晚期炎症加重，症狀常年存在。如不及時治療，會併發肺氣腫、心臟病，嚴重影響健康。

食　療　方

1.鮮慈姑治「老慢支」

鮮慈姑5～6枚，洗淨，切絲，放入淡豆漿中，文火煮

6～7分鐘即可。每日早晨空腹服用。

此方常服可治「老慢支」氣喘。

2. 冬瓜冰糖治「老慢支」

冬瓜250克，去皮、子，切成薄片；冰糖50克。將冬瓜片放入碗內，加入冰糖置鍋內，隔水蒸熟。每晚睡前服用。

3. 核桃雞蛋治「老慢支」

核桃仁30克，雞蛋1個，冰糖適量。將核桃仁放入鍋內，加入適量清水，煮5～7分鐘，放入雞蛋、冰糖，煮至雞蛋熟即可。

每日1劑，早晨空腹服用。

4. 鳳梨治「老慢支」

鳳梨120克，蜂蜜30克。將鳳梨、蜂蜜放入鍋內，加入適量清水，煎湯。

每日1劑，分早、晚2次服用。

5. 糖醋杏仁治「老慢支」

杏仁400克，食醋500毫升，白糖50克。將杏仁放入容器內，加入醋和白糖，密封，置陰涼通風處。

初伏頭1天浸泡，到立冬第1天開始服用。每日早晨空腹服4粒杏仁、半匙糖醋，連服3個月即可見效。

6. 白糖海帶治「老慢支」

海帶500克，白糖適量。將海帶洗淨，切成小段，開水泡3次，每次40分鐘，去水，加入白糖拌勻即可。每日早、晚各1次，每次約100克。

此方常服有效。

7. 大蒜膏治「老慢支」

大蒜 600 克，蜂蜜 900 克。將大蒜搗碎與蜂蜜熬製成膏服用。每日 3 次，每次 3 匙。

8. 白蘿蔔汁治「老慢支」

白蘿蔔 500 克，蜂蜜 50 克。將白蘿蔔搗碎，取汁，放入蜂蜜拌勻即可。每日 1 劑，分早、晚 2 次服用。

9. 露蜂房治「老慢支」

露蜂房 3 克，生雞蛋 1 個。將露蜂房、雞蛋放入鍋內，不加任何作料，炒熟即可，飯後服。每日 1 劑，分 2 次服完，一般連服 7 日即可獲得滿意效果。

藥療方

1. 黃蓍烏雞治「老慢支」

黃蓍 300 克，烏骨雞半隻。將黃蓍、烏骨雞放入沙鍋內，加入適量清水，燉熟。每日 1 劑，分 3 次服完，連服 1 個月即可見效。

2. 羅漢果茶治「老慢支」

羅漢果 20 克，放入杯中，沸水沖泡，加蓋悶 15 分鐘，當茶飲。每日 1 劑。

3. 絲瓜蜂蜜茶治「老慢支」

絲瓜花、蜂蜜各 15 克。將絲瓜花洗淨，放入茶杯中，沸水沖泡，加蓋悶 10 分鐘，去掉絲瓜花，放入蜂蜜攪勻即可，趁熱服用。每日 1 劑。

此方適於咳黃痰、喘息、胸痛、口燥等人群。

4. 太子參治「老慢支」

太子參、麥冬各15克，五味子、炒白果、款冬花、桑白皮、蘇子、炒杏仁各10克，炙半夏、黃芩各8克，炙麻黃4克，炙甘草5克。將上述諸藥放入鍋內，加入適量清水，煎汁。每日1劑，分3次服完。

此方益氣養陰，化痰平喘。

☞ 對老慢支患者的提示與建議

1. 感冒是本病誘因。因此，要預防感冒。

2. 多參加體育活動，以增強體質，提高抗病能力。

3. 戒菸、忌酒，多吃營養豐富的食物，少吃辛辣刺激及海鮮類食物。

4. 保持室內空氣清新和一定的濕度。

咳　嗽

咳嗽為中老年人常見病症，可由多種疾病引起，如不及時治療就會加重原發疾病如慢性支氣管炎、肺炎等的病情。

食療方

1. 豆腐治咳嗽

豆腐500克，紅糖、白糖各50克。在豆腐中間挖1個

窩，放入紅糖和白糖，置於碗內，隔水蒸30分鐘，趁熱服用。每日1次，連服4次即可見效。

此方有去熱生津之功，可治咳嗽痰喘之症。

2. 冰糖核桃仁治咳嗽

冰糖、核桃仁、蜂蜜各100克，鮮薑50克。先將冰糖、蜂蜜放入沙鍋內溶化，再放入核桃仁、薑片，煮熟，裝入瓶中即可。每日服4～5次，每次1匙。

此方適於患風寒咳嗽人群。

3. 白蘿蔔胡椒治咳嗽

白蘿蔔、蜂蜜各10克，胡椒9粒。將白蘿蔔切成絲，胡椒研成末，與蜂蜜一同放入碗內，沸水沖泡半小時即可。

每日1劑，分早、中、晚3次（飯前）服完，3日為1個療程，2個療程即可見效。

4. 草莓治乾咳

新鮮草莓500克，冰糖300克。將草莓、冰糖放入容器內，隔水蒸熟後服用。每日3次，每次1匙，一般服用5～7日即可見效。

5. 香蕉治久咳

香蕉2～3根，冰糖20克。將香蕉、冰糖放入鍋內，加入適量清水，煮5分鐘即可。每日1劑。

此方治久咳、頑咳。

6. 生薑紅糖治久咳

生薑3～5片，放入碗內，加入適量紅糖和核桃仁，拌勻即可，用溫開水送服。每日3次。

7. 醋泡冰糖治咳嗽

陳醋、冰糖各等分。將冰糖搗碎後放入容器內，倒入陳醋，浸泡2日即可服用。每日早、晚各服10毫升。

此方適於咳嗽、多痰人群。

8. 葡萄汁治咳嗽

鮮葡萄100克，搗碎，榨汁；綠茶5克，泡水1杯；鮮薑50克，搗汁；蜂蜜15克。將上述諸藥共放容器內，攪勻即可。每日1劑。

此方適於肺虛咳嗽人群。

9. 紅糖紅棗治咳嗽

紅糖、紅棗各30克，鮮薑15克。將上述食物放入鍋內，加入適量清水，煎湯，溫後服用。每日1劑。

10. 醋煎雞蛋治咳嗽

雞蛋1個，打入碗內，攪勻。將適量食醋倒入鍋內，燒開後放入雞蛋煎煮，熟後加適量白糖，溫後服用。每日早、晚各1次，一般連服2日即可見效。

11. 油炸薑片治咳嗽

生薑適量，切片，放入油鍋內炸黃，然後加入適量清水，煮10分鐘，加入少許白糖即可。每日1次。

12. 大蒜治咳嗽

大蒜10瓣，搗成泥，放入杯中，加入少許冰糖，開水沖泡當茶飲。每日1次。

咳嗽嚴重者，每日2次。

此方具有快速止咳、化痰的作用，但胃病患者不宜使用。

13. 白蘿蔔汁治燥咳

白蘿蔔400克，洗淨，去皮，切碎，榨成汁。每次取60毫升，加入1匙蜂蜜調勻即可。每日3次，連服5日即可見效。

14. 柚子公雞治咳嗽

柚子1個，去皮，掰成瓣；公雞1隻，剖腹，洗淨。將柚子放入雞腹內，加入適量清水，隔水蒸熟即可。每週1次，連服3次即可見效。

此方適於肺虛咳嗽人群。

藥療方

1. 陳皮豆腐治咳嗽方

嫩豆腐500克，陳皮、桔梗各5克。將上述諸物放入鍋內，加入適量清水，煮熟即可，連湯帶豆腐一起服下。每日1劑，分3次服完。

2. 五味子雞蛋治咳嗽

五味子250克，雞蛋10個。將五味子放入容器內，加入適量清水，煮半小時，待藥汁涼透，放入雞蛋，置陰涼處浸泡7日即可。每日早晨取1個雞蛋，煮熟後服用。

此方對入冬遇冷即發的咳嗽有特效。

3. 艾葉泡腳治咳嗽

艾葉50克，放入鍋內，加入適量清水，煮15分鐘，將藥液倒入盆中，稍溫後泡腳。每晚臨睡前泡1次，每次20分鐘，一般3～5次即可見效。

哮 喘

哮喘發作前，患者常有鼻癢、噴嚏、喉癢、咳嗽、胸悶等先兆；發作時，患者常感到胸悶氣急，呈呼氣性呼吸困難，並伴有哮鳴音。

此病多因氣候驟變而誘發，以夜間和清晨居多，往往遷延難癒，故宜早治。

 ## 食 療 方

1. 紅棗南瓜治哮喘

紅棗 15～20 枚，去核；南瓜 500 克，洗淨，去皮，切成塊；紅糖適量。將南瓜、紅棗、紅糖放入鍋內，加入適量清水，煮熟即可。每日 1 劑。

此方有益氣定喘的功效。

2. 紫皮蒜緩解哮喘

紫皮蒜 500 克，冰糖 200 克。將紫皮蒜去皮，洗淨，與冰糖一同放於鍋內，加入適量清水，煎湯。每日早、晚各服 1 次，每次 1 匙。

此方常服可使哮喘得到緩解。

3. 生薑芝麻治哮喘

芝麻 250 克，炒熟；生薑 125 克，搗爛，取汁；冰

糖、蜂蜜各 100 克。將上述食物放入容器內，混合，拌勻，置於冰箱內冷藏。每日早、晚各服 1 匙，1 個月為 1 個療程，3 個療程即可見效。

4. 杏仁粥治哮喘

杏仁 10 克，粳米 50 克，冰糖適量。將杏仁去皮，研成碎末，放入鍋內，加入適量清水，煎汁，去渣後放入粳米、冰糖熬煮成粥即可。每日 1 劑，分早、晚 2 次服用。

此方常服能宣肺化痰、止咳定喘。

5. 生薑紅棗粥治哮喘

生薑 15 克，紅棗 6 枚，糯米 50～60 克，紅糖適量。將上述食物放入鍋內，加入適量清水，熬煮成粥即可。每日 1 劑，分早、晚 2 次服用。

此方適於寒性哮喘，熱性哮喘者切勿服用。此方服用期間忌食生冷寒涼食物。

6. 南瓜治哮喘

500 克左右的南瓜 1 個，蜂蜜 60 克，冰糖 30 克。在南瓜頂部開一個小口，挖去瓜瓤，放入蜂蜜和冰糖，蓋好，置於容器內，上鍋蒸 1 個小時即可。每日 1 劑，分早、晚 2 次服用，連服 7 日即可見效。

7. 豬肺治哮喘

豬肺 1 副，白蘿蔔 1 個，杏仁 200 克。將上述食物放入鍋內，加入適量清水，煮熟即可。每日 1 劑，分早、晚 2 次服用，連服 6 日有效。

8. 百合枸杞子治哮喘

百合 500 克，枸杞子 120 克。將百合、枸杞子分別焙

乾，共研細末，製成蜜丸，每丸重約9克。每日2～3次，
每次1丸。

理療方

1. 按摩華蓋穴治哮喘

用食指或中指順時針方向按摩華蓋穴（見穴位注釋
35）100下，再逆時針方向按摩華蓋穴100下。每日按摩
2～3次，一般3～5日即可見效。

此方可治支氣管哮喘。

2. 喝水緩解哮喘

讓患者安靜，慢慢地從床上坐起，或坐在椅子上。然
後喝開水，水溫以不燙嘴為度。

喝至周身上下發熱，哮喘隨之得到緩解。

對哮喘患者的提示與建議

1. 注意防寒保暖，避免感冒。

2. 忌菸酒，忌辛辣、生冷食物。

3. 避免接觸刺激性氣體。

4. 防止過度勞累和情緒激動。

感 冒

中老年人隨著年齡的增加，身體的抵抗力會逐漸下降，很容易受風寒或病毒的侵襲而引發感冒。同時，感冒又是許多疾病發生的誘因。因此，中老年人必須重視感冒的預防和治療。

食療方

1. 蘋果治體虛感冒

蘋果500克，檸檬汁、蜂蜜適量。將蘋果洗淨，去皮，切成小塊，放入鍋內，加入適量清水，煎煮5分鐘，涼至40℃時加入檸檬汁和蜂蜜，攪拌均勻即可。每日可多次服用。

2. 糯米粥治體虛感冒

糯米50克，蔥白30克，生薑15克，醋50毫升。將糯米放入鍋內，加入適量清水，熬煮成粥，放入蔥白、生薑再煮5分鐘，然後放入醋攪勻即可。每日1劑，趁熱服下，蓋被發汗，連服3日即可見效。

3. 茶葉綠豆湯防感冒

取茶葉、綠豆（搗碎）、冰糖適量，放入鍋內，加入適量清水，煎湯。每日1劑。

此方常服可預防感冒。

4. 芥菜湯防治風寒感冒

鮮芥菜50克，擇洗乾淨，切段；生薑10克，洗淨，切片；食鹽適量。將芥菜、生薑放入鍋內，加入適量清水，煎煮10分鐘，放入食鹽調味即可。每日1劑，分早、晚2次服用。

5. 豆豉黃酒治感冒

淡豆豉15克，蔥鬚30克，黃酒30毫升。先將淡豆豉放入鍋內，加入適量清水，煎煮10分鐘，再加入蔥鬚，繼續煮5分鐘，最後放入黃酒煮沸即可。每日1劑，趁熱服下，蓋被發汗。

此方適於風寒感冒初起，周身不適人群。

6. 生薑蔥白防治風寒感冒

生薑6克，切片；蔥白10公分，切成段；紅棗4枚。將上述食物放入鍋內，加入適量清水，煎湯。每日1劑，1次服完。

7. 白蘿蔔飲防感冒

白蘿蔔200克，切片；蔥白100克，切碎；生薑5片；紅棗10枚。將上述食物放入鍋內，加入適量清水，煎湯，趁熱服用。

8. 橘皮菊花飲防感冒

鮮橘皮50克，菊花6克，糖適量。將上述食物放入杯中，開水沖泡當茶飲。每日1劑。

9. 醋泡薑蒜防流感

生薑、大蒜各100克。將生薑洗淨，切片，與大蒜一同浸泡於食醋中，密封30日即可服用。

疾病流行期間服用，對流感有防治作用。

藥療方

1. 冬蟲夏草治體虛感冒

冬蟲夏草3克，雞蛋2個，冰糖30克。將雞蛋、冰糖、冬蟲夏草一同放入碗內，隔水蒸熟即可。每日1劑。

2. 參棗湯防體虛感冒

紅棗20枚，人參3克。將紅棗、人參放入鍋內，加入適量清水，煎汁。每日1劑，分早、晚2次服用。

此方對預防體虛感冒有效。

3.「五皮」湯治風寒感冒

鮮薑皮、酸梨皮、蘋果皮、桑白皮、茯苓皮各10克。先將桑白皮、茯苓皮放入鍋內，加入適量清水，煮15分鐘，再放入鮮薑皮、酸梨皮、蘋果皮，再煮10分鐘即可。每晚1劑。

服後蓋被出汗，感冒可止。

4. 桑葉杏仁治風熱感冒

桑葉、北杏仁、黃芩、枇杷葉各10克，烏龍茶5克。將上述諸物放入鍋內，加入適量清水，煎汁。每日1劑，分早、晚2次服用。

5. 甘草豆豉治風寒型流感

甘草、生薑各9克，豆豉15克，蔥白3根。

將上述諸物放入鍋內，加入適量清水，煎汁。每日1次，連服3日。

6. 桂花茶防流感

乾桂花5克，茶葉3克，放入杯中，沸水沖泡當茶飲。每日1劑。

桂花中含有可抑制流感病毒的物質，常服可防流感。

7. 葛根治流感

葛根12克，蘇子、杏仁、芍藥、川芎各3克，乾薑、甘草各2克。

將上述諸藥放入鍋內，加入適量清水，煎煮2次，混合後分3次服完，每日1劑。

8. 紫蘇葉陳皮治流感

紫蘇葉9克，陳皮12克，蔥白15克。

將上述諸物放入鍋內，加入適量清水，煎汁。每日1次，連服3日。

9. 桑葉菊花治流感

桑葉、菊花各6克，淡竹葉、白茅根各30克，薄荷3克。

將上述諸物放入保溫壺內，沸水沖泡10分鐘，當茶飲。每日1劑，連服3日。

10. 荷葉梗治流感

荷葉梗50克，柳葉5克，薏米、扁豆各15克。

將上述諸物放入鍋內，放入適量清水，煎汁。每日1劑，連服3日。

11. 魚腥草板藍根治流感

魚腥草、板藍根各12克，放入鍋內，加入適量清水，煎汁。每日1劑，分早、晚2次服用。

理 療 方

1. 按摩鼻翼防感冒

兩手微握拳，將拇指貼在鼻樑兩側，做上下按摩動作，每次按摩 30 下。

經常按摩鼻翼可使鼻竅通利、宣導氣血，從而起到預防感冒的作用。

2. 按摩風池穴防感冒

雙手十指自然張開，緊貼枕後部，以兩手大拇指按壓雙側風池穴（見穴位注釋 21），用力上下推壓，以稍感酸脹、發熱為度。每次按壓 36 下。

3. 搓按迎香穴防感冒

先將兩掌搓熱，再搓按迎香穴（見穴位注釋 27）10下。然後，兩臂伸直做深呼吸 10 次，切忌憋氣。

此法可有效防治感冒。

對感冒患者的提示與建議

1. 少吃香菜，吃香菜會加重氣虛，導致感冒更加頻繁。

2. 少吃鹽，因為鹽攝入過多會導致唾液分泌減少，使口、鼻腔中病原微生物增多，引起上呼吸道感染。

3. 應多喝開水、適當鍛鍊，並注意休息。

4. 要經常開窗通風，因感冒病毒在流動空氣中不容易存活。

五

消化系統疾病

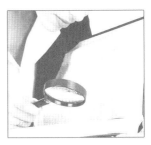

XIAOHUA XITONG JIBING

消化不良

引起消化不良的病因很多，尤以脾胃功能低下為多見，表現為患者食慾缺乏、飯後飽脹、胃腸不適等。

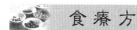 食療方

1. 白蘿蔔湯助消化

白蘿蔔500克，洗淨，切塊；半個橘子皮，切絲。將白蘿蔔、橘子皮放入鍋內，加入適量清水，煎煮半小時即可，趁熱服用。每日1～3次。

此方可促進胃腸道蠕動、幫助消化，有順氣消食之功。

2. 鳳梨橘子助消化

鳳梨1個，橘子2個。將鳳梨、橘子洗淨，去皮，分別榨汁，混合後即可服用。每日2次，每次20毫升。

3. 白蘿蔔茶治消化不良

白蘿蔔200克，洗淨，榨汁；濃茶1杯；蜂蜜20克。將上述諸物混合，蒸5分鐘即可，溫後1次服完。

4. 白菜汁助消化

白菜葉200克，放入鍋內，加入適量清水，煎汁。每日1劑。

此方常服有助消化。

5. 豬脾豬胃粥治消化不良

豬脾1個，豬胃1個，粳米200克。將上述食物放入鍋

內，加入適量清水，熬煮成粥即可。每日1劑。

此方常服可治消化不良。

6. 鯉魚湯治消化不良

鯉魚1條，剖腹，洗淨；胡椒、生薑、雞內金、荸薺適量。將上述諸物放入鍋內，加入適量清水，煎湯。每日1劑，分2次服完。

此方適於胃痛、胸前脹痛、消化不良人群。

7. 榛子仁增食慾

榛子仁50克，白糖適量。將榛子仁炒熟，研末，放入白糖拌勻即可。每日1劑，分2次服完。

此方適於氣血不足及病後體虛乏力、飲食減少、身體消瘦人群。

藥療方

1. 黃耆黨參治消化不良

黃耆20克，黨參15克，茯苓、製半夏、白芍、香附各10克，白朮9克，枳實8克，炙甘草5克，草豆蔻4克（後下）。

將上述藥物放入鍋內，加入適量清水，浸泡1小時，然後文火煎煮30分鐘，將頭、二煎混合即可。

每日1劑，分早、晚2次（飯後半小時）溫服，14日為1個療程。

2. 茯苓半夏治食慾缺乏

茯苓12克，半夏、紅棗各10克，陳皮、乾薑各8克，

甘草、砂仁（後下）各6克。

　　將上述藥物放入鍋內，加入適量清水，煎汁。每日1劑，分早、晚2次服用。

　　此方常服有效。

理療方

貼穴法治消化不良

　　傷濕止痛膏2片，分別貼於兩腿的足三里穴（見穴位注釋5），對單純性腹脹、腹瀉等消化不良有很好的療效。

對消化不良患者的提示與建議

　　1.少吃生冷、難消化的食物，不吃太油膩的食物。

　　2.進食要細嚼慢嚥，每餐只吃七八成飽。

　　3.吃飯時應去除焦慮、緊張或抑鬱情緒，提倡快樂進餐。

呃　逆

　　呃逆即打嗝，是一種生理現象，由橫膈膜痙攣收縮引起，與多種疾病有關。

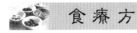 **食療方**

1. 嚼生薑治打嗝

鮮薑適量，洗淨，切成薄片，放入口中咀嚼，邊嚼邊咽薑汁。一般嚼1～3片，打嗝便可止住。

2. 白糖治呃逆

取2匙醋，1匙白糖，混合，攪勻，做成糖醋汁服下，呃逆即可消失。

3. 檸檬治呃逆

檸檬1個，洗淨，浸泡在酒中。呃逆發作時，取出剝去皮，吃檸檬，呃逆即止。

4. 大米治呃逆

取生大米1小撮，放入口中嚼爛如糊，徐徐咽下，幾分鐘後呃逆即止。此法適於呃逆初期。

5. 韭菜治呃逆

鮮韭菜60克，搗爛，取汁，1次服下，呃逆即止。

6. 山楂治頑固性呃逆

山楂500克，洗淨，榨汁後服用。每日3次，每次15毫升，服用3日即可見效。

藥療方

1. 細嚼丁香治呃逆

取丁香0.5克（約六七粒），放入口中細細咀嚼，並

緩緩將唾液咽下。待藥味盡時,將口內剩餘藥渣溫水送下,呃逆即止。

此期間忌食生冷食物。

2. 柿蒂人參治呃逆

柿蒂、人參各50克,橘紅25克,乾薑、丁香、吳茱萸、半夏、炙甘草各10克。

將上述藥物放入鍋內,加入適量清水,煎汁。每日1劑,分早、晚2次服用。

 理 療 方

1. 掐中指治呃逆

呃逆時,用拇指的指甲掐住另一手的中指頂部,約2分鐘後,呃逆即止。

2. 快速止呃逆

呃逆時,用下齒咬住上唇3～4分鐘,呃逆即止。此法簡單、有效,不妨一試。

3. 臥姿治呃逆

呃逆連續不斷時,身體俯臥在床,下頜抵在枕頭上,不到10分鐘呃逆自然停止。

4. 深呼吸治呃逆

在進食時,發生呃逆,可以暫停進食,連續做幾下深呼吸,呃逆即止。

☞ **對呃逆患者的提示與建議**

1. 進食應細嚼慢嚥，宜食清淡、少刺激性食物。

2. 餐前先喝點湯或少量開水，使咽喉、食道等得到潤澤，從而減少呃逆發生。

3. 呃逆時間較長，或用藥後不見效，應去醫院檢查治療。

胃　病

(一)胃泛酸

胃泛酸是慢性胃炎的初期症狀之一，常表現為食慾缺乏、飯後上腹部灼熱感、飽脹、吐酸水等。

食療方

1. 花生米治胃泛酸

飯後出現反胃、吐酸水情況，可吃生花生米20～30粒，3～5分鐘後，症狀就會消失。

2. 酒泡紅棗鮮薑治胃泛酸

紅棗500克，泡洗乾淨；鮮薑500克，洗淨，切成薄片；白糖500克；白胡椒50克。將上述食物混合後放入罐

內，再加入適量白酒（45～50度），密封2週即可服用。
每日飯後服用。

3. 嚼芝麻治胃泛酸

胃泛酸時，取適量芝麻細細咀嚼之後咽下，片刻之後，泛酸即可止住。

4. 豬肉冰糖治胃泛

瘦豬肉200克，冰糖100克。將豬肉切片，放入鍋內，加入適量清水，煮沸後加入冰糖，再煮10分鐘即可，晚上臨睡前服用。5日1次，一般2～3次即可見效。

☞ 對胃泛酸患者的提示與建議

1. 要少食多餐，每餐只吃五六成飽。
2. 少吃油炸食物，多吃蒸、煮、燴的食物。
3. 多吃瘦肉、牛奶、豆製品等食物。
4. 少吃辣椒、大蒜等刺激性食物。

（二）慢性胃炎

慢性胃炎的主要症狀是，消化不良，食慾缺乏，飯後上腹部灼熱、飽脹、噁心甚至嘔吐等。

食療方

1. 白果花生治慢性胃炎

白果15克，花生米20克，於每餐前生食。每日3次，

15日為1個療程。

此方對慢性淺表性胃炎、萎縮性胃炎有效。

2. 焦紅棗治慢性胃炎

將紅棗炒至外皮微黑（勿糊），掰開，沸水沖泡當茶飲。每次泡3～4個紅棗，可適量加糖。

3. 甘蔗汁治慢性胃炎

甘蔗汁30毫升，與少許生薑汁混合後服用。每日早、晚各1次。

4. 木瓜治慢性胃炎

木瓜500克，生薑30克，食醋50克。將上述食物放入鍋內，加入適量清水，煎湯。每日1劑，分早、晚2次服用。

5. 老薑紅糖治胃炎

老薑、紅糖各120克。將老薑搗爛，取汁，放入鍋內，上鍋隔水蒸30分鐘，放入紅糖攪勻即可。每日1劑，分早、晚2次服用。

此方有溫中散寒的作用。

6. 玫瑰花黑棗治胃炎

玫瑰花15克，洗淨，撕成碎片；黑棗10枚，洗淨，去核；蜂蜜適量。將玫瑰花、黑棗放入碗中，加入蜂蜜拌勻，隔水蒸60分鐘即可。每日1劑，分早、晚2次服用。

7. 生薑紅棗治胃炎

生薑10克，紅棗6枚，紅糖適量。將上述食物放入杯中，沸水沖泡當茶飲。每日1劑。同時，用熱毛巾或熱水袋敷患處。

藥療方

1. 佛手粳米粥治胃炎

佛手20克，粳米100克。將佛手放入鍋內，加入適量清水，煎煮20分鐘，去渣後放入粳米，熬煮成粥，加入紅糖即可。每口1劑，分早、晚2次服用。

此方對慢性胃炎所致的疼痛、脹氣有良效。

2. 黃連白糖治慢性胃炎

黃連、白糖各50克，山楂片100克，白醋50毫升。將上述諸物放入溫開水中浸泡7日，於飯後服用。每日3次，每次50毫升。

3. 萊菔子治胃炎

萊菔子15克，放入鍋內，加入適量清水，煎湯。每日1劑，分早、晚2次服用，連服7日即可見效。

理療方

1. 按揉內關穴治胃炎

用拇指按揉內關穴（見穴位注釋2），順、逆時針方向各36下，兩手交替進行。

疼痛發作時可增至200下。

2. 點按足三里治胃炎

兩手拇指端點按足三里穴（見穴位注釋5），每次按36下，疼痛發作時按200下，手法可稍重一些。

3.揉按腹部治胃炎

兩手交叉重疊置於腹部，以肚臍為中心揉按腹部，順、逆時針方向各36圈。

此法可止痛消脹、增進食慾。

對慢性胃炎患者的提示與建議

1.急性胃炎應及早治療，以防反覆發作成為慢性胃炎。

2.積極治療口腔、鼻腔、咽部的慢性感染，以防引起胃炎。

3.飲食要清淡、富有營養、定時定量，切忌過饑過飽。避免喝濃茶、咖啡，進食難消化食物。

4.生活要有規律，避免過度疲勞、精神緊張、憂鬱；還要加強鍛鍊，增強體質，增強胃腸運動功能。

(三)胃潰瘍

胃潰瘍的主要症狀是，泛酸、流涎、噁心、嘔吐、噯氣等，上腹部有局限性壓痛感。

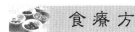 食療方

1.花生米牛奶治胃潰瘍

花生米50克，牛奶200克，蜂蜜30克。將花生米用清

水泡30分鐘，取出後搗爛；牛奶煮沸，放入搗爛的花生米再煮沸，涼涼，兌入蜂蜜攪勻即可。每日1劑，睡前服用。

此方常服對胃潰瘍有效。

2. 番茄馬鈴薯汁治胃潰瘍

將等量的番茄、馬鈴薯榨汁，混合後服用。每日早晨空腹和晚上睡前1杯，連服5日即可見效。

3. 韭菜白治胃潰瘍

韭菜白300克，蜂蜜250克，鮮豬油200克。將韭菜白烤乾，研末，放入蜂蜜、豬油，調成蜜油即可。每日3次，每次9克，連服3週即可見效。

此方具有潤護腸胃、增飲食、通便之功。

4. 海蜇紅棗治胃潰瘍

海蜇、紅棗各500克，紅糖250克。將上述食物放入鍋內，加入適量清水，熬成膏即可。每日2次，每次1匙。

藥療方

1. 參苓粥治胃潰瘍

人參3～5克（或黨參15～20克），白茯苓10～20克，生薑3～5克，紅薯250克，粳米100克。將白茯苓搗碎，用水泡半小時，與人參、生薑一同放入沙鍋內，加入適量清水，煎汁2次，混合汁液，去渣後放入紅薯、粳米同煮成粥。每日1劑，分早、晚2次服用。

2. 瓦楞子治胃潰瘍

瓦楞子、甘草（焙乾）各150克，分別研成細末，混

合拌勻即可服用。每日3次，每次6克，1週為1個療程。

👉 對胃潰瘍患者的提示與建議

1. 保持樂觀情緒，避免過度緊張與焦慮。
2. 生活規律，早睡早起。
3. 飲食宜溫軟、定時，吃七八成飽，戒菸戒酒。
4. 注意氣候變化，防止冷熱刺激。

腹痛、腹脹、腹瀉

腹痛和腹脹，常由各種慢性炎症引起；腹瀉則多因腸道感染或中毒所致。

食療方

1. 大鹼饅頭治飯後腹脹

飯後容易腹脹的人，平時可多吃一些大鹼饅頭（做饅頭時加大鹼的成分），腹脹即能消除。此法很有效。

2. 荔枝酒清除脹氣

荔枝500克，浸泡於適量白酒中，密封10日即可服用。每日1杯。荔枝具有較強的清氣除脹作用，對預防小腸脹氣效果好。

此方常服能清脹氣。

3. 山藥治腹瀉

山藥60克，煮熟，蘸烤乾（烤成深紅色但勿焦黑）的饅頭渣服用。每日3次。

4. 蘿蔔條芝麻醬治腹瀉

吃飯時用鹹蘿蔔條蘸芝麻醬吃。每日3次，連吃7日即可見效。為了鞏固療效，可多吃些日子。

5. 綠茶紅棗治久瀉

綠茶3克，紅棗5枚，紅糖適量。將上述食物放入鍋內，加入適量清水，煎湯。每日1劑，分4次溫服，每6小時1次。

此方對久瀉難癒者有良效，但急性菌痢初期患者不宜使用。

6. 洋蔥治腹瀉

洋蔥100克，洗淨，搗爛，放入溫水中泡2個小時，取汁加糖即可。每日服3～4次，每次10～15毫升。

此方有殺菌止痢功效，適於腸炎、腹瀉、菌痢諸症。

7. 蒜茶治腹瀉

大蒜1頭，洗淨，切片，放入鍋內，加入適量清水、少許茶葉，煎煮2分鐘即可，溫後服。每日1劑，連服3日即可見效。

8. 白酒白糖治腹瀉

取50度的白酒30毫升，放入容器內，加入白糖25克，燒開，邊燒邊攪，讓糖充分融化，稍涼後1次服下。每日早、晚各1次，2～3日即可見效。

9. 鹽醋水治腹瀉

食醋20毫升，放入少許鹽，順時針輕輕攪拌，待鹽充分溶解後即可服用。每日3次。

10. 蘋果治腹瀉

蘋果1個，帶皮切成塊，放入鍋內，加入適量清水，用小火煮熟即可。每日早、晚各服1次，1個月即可見效。

11. 茶葉治腹瀉

將5克的茶葉直接放到嘴裡，嚼碎後嚥下，很有效。綠茶、花茶均可。

有胃病和失眠的人不宜使用此方。

12. 乾海參治久瀉

乾海參適量，用溫水浸泡10小時，再煮至透爛。每日清晨空腹吃2條。此方常服對慢性腹瀉有效。

13. 豆漿加蜂蜜治腹瀉

每日早上喝豆漿時，放入1匙蜂蜜，攪勻即可。此方常服對治腹瀉有幫助。

14. 醋煮老豆腐健脾止瀉

老豆腐（滷汁豆腐）250克，切成小塊，放入鍋內，加入適量清水，煮至水沸時加入2匙醋、少許食鹽，再煮1～2分鐘即可。每日1劑，1次服完，可在晚上睡前或下午空腹時服，10日為1個療程。

此方有健脾實腸、止瀉作用。

15. 山藥白扁豆治腹瀉

山藥60克，白扁豆50克（炒），焦山楂40克，麥芽30克（微炒）。將上述諸物共研細末，過篩，貯於瓶中。

每日2次，每次15克，溫開水送服，連服5日即可見效。

16. 紅糖茶治腹瀉

紅糖、山楂各30克，紅茶（也可用花茶）10克。將上述諸物放入鍋內，加入適量清水，煎湯。每日1劑，分早、晚2次服用。

藥療方

1. 香附花椒治腹痛

香附12克，花椒3克，乾薑6克。將上述諸物放入鍋內，加入適量清水，煎汁。每日1劑，分早、晚2次服用。

2. 大黃藿香治腹脹

大黃5克，藿香12克，蘇子10克。將上述諸藥放入鍋內，加入適量清水，煎汁。每日1劑，分早、晚2次服用。

3. 青木香治腹痛

青木香9克，檳榔5克，黃連6克。將上述藥物放入鍋內，加入適量清水，濃煎2次，混合後服用。每日1劑，分早、晚2次服用。

4. 骨碎補治腹瀉

骨碎補20克，豬腰子2個。將豬腰子剖開，洗淨，切片，與骨碎補一同放入鍋內，加入適量清水，煮熟，撈出骨碎補，放入作料即可。每日1劑，連服10日即可見效。

5. 藿香茶治腹瀉

藿香20克，大米30克。將大米炒至焦黃，與藿香一

同用紗布包好，放入杯中，開水沖泡當茶飲。每日1劑。

6. 車前子治腹瀉

車前子30克，用紗布包好，放入鍋內，加入適量清水，煎汁。每日1劑，分早、晚2次服用。

 理 療 方

1. 敷大蒜治腹脹

大蒜10克，洗淨，搗爛，用紗布包2～4層，敷在中脘穴上（見穴位注釋41），待局部皮膚發紅、起泡，有灼熱感時去掉，洗淨蒜汁。每日1次。此法適於各種原因引起的腹脹。

2. 熱敷消除腹脹

取一熱水袋，灌入60℃左右的熱水，敷於腹部。熱水袋上邊蓋住神闕穴（見穴位注釋33），下邊不限。熱敷時間為30分鐘，以腹部皮膚微紅發熱、額頭微汗為佳。

對腹痛、腹脹、腹瀉患者的提示與建議

1. 腹痛患者要注意吃清淡易消化的食物，並少量多餐。

2. 腹脹患者應忌食生冷及容易引起脹氣的食物。

3. 腹瀉患者不宜多吃蔬菜。因腹瀉時消化功能失調，腸內硝酸鹽還原菌大量繁殖，此時食入的蔬菜即使非常新鮮，也會導致中毒。另外，蔬菜中的粗纖維還會加重腹瀉。

便 秘 、 便 血

便秘是中老年人的常見病和多發病，如不及時治療，會引起腸梗阻等嚴重疾病；便血是指大便中帶血或大便時流血。

食療方

1. 番茄拌蜂蜜治便秘

番茄1～2個，洗淨，切塊，放入碗內，加入適量蜂蜜，拌勻即可。每日早晨空腹服用，連服1個月即可見效。

2. 核桃仁治便秘

核桃仁100克，白糖50克，黃酒150毫升。將核桃仁搗碎，與白糖、黃酒一同放入沙鍋內，加入適量清水，武火煮沸，改文火再煮10分鐘即可。每日1劑，分早、晚2次服用。連服10日，對習慣性便秘有效。

3. 胡蘿蔔汁治便秘

胡蘿蔔100克，洗淨，榨汁；白糖15克。將胡蘿蔔汁、白糖放入鍋內，加入適量清水，煮10分鐘即可。每日1次，連服數日有效。

4. 馬鈴薯治便秘

馬鈴薯500克，洗淨，搗爛，榨汁，將汁液放入鍋內，小火煮至黏稠，加入一倍量的蜂蜜，再煮5分鐘，冷

後裝瓶。每日2次，每次1匙，溫開水沖服。

此方常服有效。

5. 菠菜治便秘

菠菜250克，沸水中焯一下撈出。放入適量麻油、味精、食鹽，拌勻即可。每日1～2次，連服數日。

此方對因壓力過人引起的便秘有效。

6. 冬瓜瓤治便秘

冬瓜瓤500克，放入鍋內，加入適量清水，煎汁。每日1劑，分數次服完。

此方可潤腸通便。

7. 香蕉治便秘

香蕉5～6根，黑芝麻50克。將黑芝麻放入鍋內，炒熟，盛入碗中，用香蕉蘸黑芝麻服用。

此方常服可治便秘。

8. 黑豆治便秘

黑豆適量，炒熟，研末，用麻油調勻，飯前用溫開水送服。每日2次，每次1匙。

9. 白木耳治便秘

白木耳15～20克，蜂蜜適量。將白木耳放入鍋內，加入適量清水，煮爛，再放入蜂蜜，拌勻即可。每日1劑，分早、晚2次空腹服用。

此方常服可使便秘消除。

10. 黑芝麻核桃仁治便秘

黑芝麻、核桃仁各30克，搗爛，共研細末，開水沖服。每日早、晚各1次。

此方常服有效。

11. 桑葚治便秘

鮮桑葚40克，冰糖20克，放入杯中，沸水沖泡當茶飲。每日1劑。

12. 大麥麵治便秘

大麥麵適量，放入鍋內炒熟（勿焦）。每日取2匙，加入適量白糖、香油，開水沖服，每日1次，空腹服下。

13. 韭菜治便秘

韭菜（連根帶葉）50克，洗淨，搗爛，取汁，溫開水送服。每日1次。

此方常服對習慣性便秘有效。

14. 洋蔥治便秘

洋蔥500克，洗淨，切成細絲，拌入適量香油，醃30分鐘即可。每日服用數次。

此方常服利於大便通暢。

15. 奇異果治便秘

奇異果1個，洗淨，去皮；鮮番茄1個，洗淨；鮮黃瓜1條，洗淨（不去皮）。將上述食物榨成汁，再加入少許蜂蜜，攪勻即可。每日分3次於飯前半小時服下，連服1週即可見效。

期間忌食辛辣食物。

16. 蘋果治便秘

新鮮蘋果1個，洗淨，去核，放入適量白糖或蜂蜜於蘋果腹中，置於鍋內，隔水蒸熟即可。每日1劑。

17. 大蒜黑芝麻治便秘

大蒜2～3頭，洗淨，剝皮，搗成泥；黑芝麻100克。將黑芝麻炒香，放入蒜泥，攪勻後服用。每日1劑。

18. 優酪乳治便秘

在250毫升的優酪乳中，加入適量綠茶末和蜂蜜，每日早、晚空腹時服用。

此方常服有效。

19. 菠菜豬血治便秘

菠菜250克，豬血200克。將豬血洗淨，切塊，與菠菜一同放鍋內，放入適量清水，煮熟，放入作料即可。每日1劑，分早、晚2次服用。

20. 核桃仁治便秘

核桃仁、松子仁、芝麻各50克，共研細末，加入適量蜂蜜，拌勻即可。每日早晨空腹服用，每次約75克。

此方適於習慣性便秘人群。

21. 黑芝麻治便血

黑芝麻、紅糖各500克。將黑芝麻炒熟，放入紅糖拌勻即可。每日可服數次。

此方常服可治便血。

22. 豆腐渣治便血

豆腐渣適量，炒黃，研成末，用紅糖水送服。每日2次，每次5～7克，連服1週有效。

此方有收澀止血之功效。

23. 絲瓜花治便血

絲瓜花30克，槐花15克。將絲瓜花、槐花放入鍋內，

加入適量清水，煎湯。每日1劑，分早、晚2次服用。

藥療方

1. 枸杞子治便秘

鮮枸杞子30克，搗爛，開水沖服。每日1次，服用3次即可見效。

此方療效頗佳，但忌服用過量（易引起腹瀉）。

2. 艾葉茶治排便不暢

取適量乾艾葉，洗淨，放入茶杯，開水沖泡當茶飲。每日1劑。如怕苦可適當放點糖。

3. 炒萊菔子治便秘

炒萊菔子30克，放入鍋內，加入適量清水，煎汁。每日1劑，一般需連服15日方可見效。

此方適於潤腸通便類藥物不能見效或效果不能鞏固者。

4. 女貞子治老年性便秘

女貞子30克，白朮、當歸各15克。將上述藥物煎汁，當茶飲。每日1劑，一般用藥7日後，大便即可正常。

 理療方

1. 蔥白泥貼臍治便秘

連鬚蔥白3根，生薑30克，豆豉50粒，食鹽8克。將上述諸物混合，搗成泥，置於紗布上敷肚臍，外以膠布固定。此方溫經散寒、活血通便，對便秘、冷秘有很好的治

療作用。

2. 按壓迎香穴治便秘

便前用雙手各一指按壓迎香穴（見穴位注釋27），以適當的壓力按壓5～10分鐘，當局部出現酸痛感時即可。

此法治便秘具有立竿見影的效果。

3. 揉腹治便秘

身體平臥，右手從心窩左下方揉起，經過臍、小腹向右按摩，還原至左心窩處為1次，共揉50次。然後左手再反方向按摩，次數與揉法同上。

此法常做可治便秘。

4. 自我縮肛治便秘

每日晨起，取蹲大便姿勢，身體略前傾，以每分鐘50次的速度，進行肛門有規律的收縮，每次做3～4分鐘，2個月為1個療程。

5. 運氣通便法

身體平躺，舌抵上齶，雙目微閉，意留臍中，作平靜式呼吸3～4分鐘，每分鐘6～7次；再用雙手重疊，向左下腹開始繞臍作按摩5～6分鐘，再如前作平靜式呼吸3～4分鐘，每日2次。

此法常做可治便秘。

對便秘、便血患者的提示與建議

1. 早晨喝1杯淡鹽水，能起到通便的作用。平時也應多喝開水，保證身體不缺水。

2. 多吃富含纖維素的食物；少吃刺激性強的食物，如辣椒、烈性酒等；忌吃沒熟透的生香蕉，否則會加重便秘。

3. 吃飯定時定量，養成每天定時排便的習慣。

4. 堅持做適當的運動，避免較長時間的靜坐。

肝 膽 病

(一)脂肪肝

脂肪肝的主要症狀是，患者肝臟腫大、肝區疼痛或不適、食慾缺乏、脘腹痞脹、溏便，少數患者有輕度黃疸；也有無明顯症狀者。

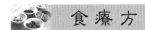 食療方

1. 蚌肉豆腐湯治脂肪肝

河蚌2隻（約150克），豆腐250克，馬蘭頭100克。將河蚌洗淨，入鍋略煸，然後加入適量清水，煮沸，放入豆腐、馬蘭頭，再煮沸後，加入鹽、味精即可服用。

2. 泥鰍防脂肪肝

整條泥鰍，去掉內臟，洗淨，放入鍋內，加入適量清水，煮爛，調味後服用。

此方常服可預防脂肪肝。

藥療方

1. 何首烏紅棗粥治脂肪肝

何首烏粉30克，粳米75克，紅棗5枚。將粳米、紅棗洗淨，放入鍋內，加入適量清水，煮至粥熟；將何首烏粉用冷水調成糊狀，倒入粥內攪勻，再煮沸即可。空腹服用。

2. 虎杖山楂治脂肪肝

虎杖20克，山楂30克。將虎杖、山楂放入鍋內，加入適量清水，煎汁。每日1劑，分早、晚2次服用。

對脂肪肝患者的提示與建議

限制脂肪及糖類的攝入量，服用營養豐富、含維生素多的食物，並要加強體育鍛鍊。

（二）膽囊炎

膽囊炎分為急性和慢性2種，急性表現為右上腹持續性疼痛，陣發性加劇，可向右肩胛部或腰背部放射，伴噁心、嘔吐、畏寒、發熱等；慢性表現為炎症發作後遷延不癒，進食後右上腹部飽脹不適，進食脂肪類食物後右上腹部隱隱作痛，時有心窩部悶脹感，右上腹部有輕度壓痛等。有以上表現者，應去醫院檢查確診。

食療方

1. 蘋果治膽囊炎

每日早晨空腹吃 1 個蘋果，不吃皮，半小時後再進食。天天如此，堅持一段時間，膽囊炎會明顯好轉。

2. 冬瓜了綠豆治膽囊炎

冬瓜子、綠豆各 25 克，放入鍋內，加入適量清水，煎湯，1 次服下。每日 3 次，連服 10 日即可見效。

3. 豬膽治膽囊炎

豬膽 1 副，洗淨，焙乾，研末；小米 150 克，炒黃。將小米與豬膽末混合，拌勻即可。每日早、晚各服 10 克，溫開水送服。

藥療方

1. 桃仁治膽囊炎

桃仁、山楂（去核）、白糖各 500 克，食醋 500 毫升。將上述諸物放入鍋內，加入適量清水，煮爛攪勻即可。每日早、晚飯前各服 2 匙。

2. 梔子黃芩治急性膽囊炎

梔子、蘆根各 15 克，淡豆豉 12 克，黃芩、連翹、牛蒡子、赤芍各 10 克。

將上述諸物放入鍋內，加入適量清水，煎汁。每日 1 劑，分早、晚 2 次服用。

3. 黃芩黃連治急性膽囊炎

黃芩、枳殼、木香各12克，黃連、大黃各9克。將上述諸藥放入鍋內，加入適量清水，煎汁。每日1劑，分早、中、晚3次服用，連服2劑即可見效。

 對膽囊炎患者的提示與建議

1. 禁食脂肪類食物，宜食清淡易消化的流質食物。
2. 睡覺要保持左側臥位，這樣有利於膽汁排泄。
3. 不要勞累，冷熱適宜，保持心情舒暢，是預防的關鍵。

（三）膽結石

膽結石的形成多與膽囊感染及膽汁淤積有關。膽囊結石表現為右上腹部不適、飯後飽脹、厭油膩食物等；膽管結石表現為右上腹部持續性疼痛、寒戰、高熱及黃疸，疼痛可向右肩放射，伴有噁心、嘔吐等。

食療方

1. 吃核桃消膽結石

每日吃4個核桃（生的），然後多飲開水，天天堅持，可使膽結石消失。需要指出的是，核桃性溫，凡陰虛煩躁、身體易出血者，切勿多服。

2. 黑木耳化膽結石

長期堅持服用黑木耳，可化解膽結石，使結石逐漸變小，最後排出體外。

3. 薑醋治膽結石

生薑100克，食醋250毫升。將生薑切成絲，浸泡在食醋中，密封24小時即可服用。每日2次，每次10毫升。

4. 吃苦瓜治膽結石

將生苦瓜1條，洗淨，切碎，搗成泥，放入鍋內，加入適量清水，煮5分鐘即可。每2日服1次，1個月為1個療程，連服幾個療程即可見效。

此方對膽結石及各類結石都有很好的化解作用。

5. 喝牛奶預防膽結石

臨睡前喝1杯全脂牛奶，可預防膽結石。因牛奶能刺激膽囊排空，使膽汁不易瀦留、濃縮，結石就難以形成。

藥療方

1. 蒲公英治膽結石

鮮蒲公英40克，粳米100克，冰糖適量。將蒲公英洗淨，切碎，放入鍋內，加入適量清水，煎汁，去渣後放入粳米，煮粥，粥熟後放入冰糖即可。每日早、晚各1次，連服3日即可見效。

2. 陳醋泡三七治膽結石

三七100克，陳醋1000毫升。將三七浸泡於醋中，密封1個月，然後將三七撈出，晾乾，研成細末，再放回醋

中。每日3次，每次1匙，服前攪勻，防止三七末沉澱。

3. 雞內金玉米鬚治膽結石

雞內金、玉米鬚各50克，放入鍋內，加入適量清水，煎汁。每日3次，連服10日即可見效。

此期間忌吃動物肝臟、肥肉、蛋黃等。

4. 馬齒莧治膽結石

馬齒莧40克，赤芍、白芍各10克，蜂蜜適量。將上述藥物放入鍋內，加入適量清水，煎汁，加入蜂蜜，攪勻即可。每日1劑，分早、晚2次服用，連服15日即可見效。

5. 菟絲子治膽結石

菟絲子20克，金銀花、金錢草各15克，雞內金12克，車前子10克。

將上述諸藥放入鍋內，加入適量清水，煎汁。每日1劑，分早、晚2次服用，連服數劑即可見效。

對膽結石患者的提示與建議

1. 生活要有規律，避免過度勞累。

2. 飲食要定時，宜多食青菜及豆類食物，少食含脂肪和膽固醇高的食物；不可飲酒，少吃辣椒。

3. 適量進食葷食，有利膽汁排出，避免膽汁濃縮而形成膽結石。

4. 防治腸道寄生蟲和腸道感染，以降低結石的發病率。

六

泌尿系統疾病

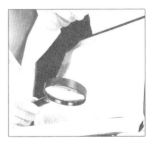

MINIAO XITONG JIBING

腎 虛 症

腎虛症是腎功能低下的一種表現，主要症狀是，頭暈、眼花、耳鳴、咳嗽、腰痛、四肢無力，陽痿、早洩、遺精等。

食療方

1. 桂圓蓮子治腎虛腰痛

小棗、桂圓各7枚，蓮子14粒。將上述食物放入鍋內，加入適量清水，煎煮後服用。此方四季皆可服用，尤適於腎虛腰痛的中年婦女。

2. 絲瓜子治腎虛腰痛

絲瓜子250克，炒黃，研成末，白酒送服。每日2次，每次5克，服完即癒。

3. 核桃仁治腎虛陽痿

核桃仁60克，韭菜150克。將韭菜洗淨，切成小段備用；鍋內倒入適量植物油，放入核桃仁和韭菜，炒熟，最後放入作料調味即可。每日1劑。

此方常服對腎虛所致陽痿有效。

4. 紅棗泥鰍治腎虛陽痿

紅棗6枚，泥鰍1條，生薑3片。將泥鰍剖腹，洗淨，與紅棗、生薑片一同放入鍋內，加入適量清水，煮熟即可。每日1劑，分早、晚2次服用，10日為1個療程，一

般3個療程即可見效。

5. 苦瓜子治腎虛陽痿

苦瓜子500克，炒熟，研末，黃酒送服。每日3次，每次10～15克，10日為1個療程。

6. 雞骨黑豆治腎虛早洩

雞骨100克，黑豆30克，五味子6克。將上述諸物放入鍋內，加入適量清水，煎湯。

每日1劑，分早、晚2次服用。

藥療方

1. 五味子治腎虛腰痛

五味子7粒，枸杞子20粒，核桃仁10克。將上述諸物混合，睡前嚼服。每晚1次，連服7日即可見效。

2. 山藥果治腎虛腰痛

山藥果（秋天山藥藤上結的小果）100克，放入鍋內，加入適量清水，煮熟，放入少許白糖即可。每日早晨空腹服用。

此方常服對老人腎虛腰痛有效。

3. 杜仲補骨脂治腎虛腰痛

杜仲、補骨脂、小茴香各10克，研成細末；豬腰2副，剔去白筋，切成薄片。把豬腰片平鋪在蒸籠上，均勻撒上藥末，蒸熟即可。

每日1劑，分早、晚2次服用，連服7日即可見效。

4. 何首烏治腎虛

何首烏100克，洗淨，切塊；雞蛋2個；生薑、蔥、鹽、料酒適量。

將上述諸物放入鍋內，加入適量清水，武火煮沸，改文火煮至蛋熟，將蛋取出剝去蛋殼，再放入鍋內煮2分鐘即可，吃蛋喝湯。每日1次。

此方適於虛不受補的患者。

5. 附子山藥治腎虛

附子、山藥各10克，雞蛋2個，小茴香5克，蜂蜜適量。先將山藥、附子、小茴香放入沙鍋內，加入適量清水，煎煮2小時，取汁。將雞蛋打入碗內，打散，用煎好的藥汁趁沸騰時沖調蛋花，同時放入蜂蜜攪勻即可。每日早晨服1次，堅持1個月，對腎虛有效。

6. 覆盆子治腎虛陽痿

覆盆子20克，枸杞子30克，核桃仁40克。將上述諸物放入鍋內，加入適量清水，煎汁。每日1劑，分早、晚2次服用。

7. 肉蓯蓉羊肉粥治腎虛陽痿

肉蓯蓉30克；羊肉200克，洗淨，切成片；大米50克，洗淨。將上述諸物放入鍋內，加入適量清水，煮成粥即可。每日1劑。

此方常服有效。

8. 苦參酒治腎虛陽痿

苦參10克，白酒500毫升。將苦參浸泡於白酒中，密封1週即可服用。每日1次，每次20毫升，睡前服。

此方適於腎精虛損人群。

9. 分心木治腎虛遺精

分心木6克，補骨脂9克，芡實、枸杞子各12克，牡蠣24克。將上述藥物放入鍋內，加入適量清水，煎汁。每日1劑，分早、晚2次服用。

10. 百合枸杞子治早洩

百合、枸杞子各30克，乾薑3～6克。將上述諸物放入鍋內，加入適量清水，煎汁。每日1劑，分早、晚2次服用。

11. 黨參治腎虛咳嗽

黨參10克，核桃仁9克，五味子5克。將上述諸物放入鍋內，加入適量清水，煎汁。每日1劑，分早、晚2次服用。

12. 熟地菟絲子治腎虛耳鳴

熟地25克，菟絲子、肉蓯蓉、山萸肉各15克，骨碎補、黃柏、知母各12克。

將上述藥物放入鍋內，加入適量清水，煎汁。每日1劑，分早、晚2次服用，連服7日即可見效。

🖝　對腎虛症患者的提示與建議

1. 不宜多服維生素C。因為體內維生素C過多，就會迫使腎臟製造大量的尿酸，從而加重了腎臟負擔，導致腎臟更加虛弱。

2. 不宜喝濃茶。因為茶水能化燥傷陰，而陰耗則死。

3. 要常散步，但不宜進行運動量大的鍛鍊。

4. 注意飲食，忌食生冷、肥甘油膩之品。

5. 生活要規律，多休息，節制性慾，保持積極樂觀的情緒。

腎 結 石

腎結石的主要症狀是，患者腎區（患側）有脹痛、鈍痛或絞痛，血尿，尿閉；也可無症狀，或僅有輕度腰部不適感。

 ## 食療方

核桃仁治腎結石

核桃仁、冰糖各 500 克，壓碎；菜油 200 毫升。先將菜油倒入鍋內，文火燒熱，然後將核桃仁、冰糖放入鍋內，炒一下，最後攪拌均勻即可。每日早、晚各 1 次，每次服 1 匙。

以上劑量為 1 個療程，若結石未排出，可繼續服 2～3 個療程，直至結石排出。

藥療方

1. 車前子治腎結石

車前子 30 克，脫粒後的玉米芯 3 個。將玉米芯洗淨，

碾成碎塊，與車前子一同放入鍋內，加入適量清水，煎煮30分鐘即可，溫後空腹1次服完。每日早、晚各1次，連服5日即可見效。

2. 雞內金粉治腎結石

雞內金粉15克，放入杯中，沸水沖泡，15分鐘後即可服用。每日早晨1次服完，然後慢跑步，以助結石排出。

對腎結石患者的提示與建議

1. 積極預防和治療甲狀腺功能亢進、惡性腫瘤、腎盂感染及尿路梗阻等，是預防腎結石的重要措施。

2. 要少食動物內臟，同時，做菜時還要注意少放鹽。

3. 多飲水，尤其要在睡前飲水；飲用水以含礦物質少的磁化水為好。

前 列 腺 病

前列腺病有前列腺炎和前列腺增生，指診有明顯壓痛。前列腺病的最後診斷可由醫學檢查來確診。

食療方

1. 蘋果治前列腺炎

取適量蘋果，洗淨，切塊，榨成汁。每日於飯前服3

匙，堅持數日即可見效。

2. 冬瓜薏米治急性前列腺炎

帶皮冬瓜250克，洗淨，切成塊；薏米50克，淘淨；海帶100克，洗淨，切成片。將上述食物放入沙鍋內，加入適量清水，煎湯。每日1劑。

3. 綠豆芽治慢性前列腺炎

綠豆芽適量，洗淨，榨成汁，加入少許白糖，當茶飲。此方常服對慢性前列腺炎有效。

4. 南瓜子治前列腺炎

每日嚼服100克生南瓜子（連皮一起服），可緩解前列腺炎的症狀。1週為1個療程，服用2～5個療程即可見效。

5. 楊梅治前列腺炎

楊梅60克，去核，搗爛，放入杯中，沸水沖泡當茶飲。每日2次，連服2個月即可見效。

6. 胡桃殼煮雞蛋治前列腺炎

乾胡桃殼250克，放入鍋內，加入適量清水，煮沸，改文火燉2小時，放入2個雞蛋（不去殼），再燉2小時即可，吃蛋喝湯。每日1劑，分早、晚2次服用，連服3劑即可見效。

7. 黑芝麻糊治前列腺增生

黑芝麻500克，核桃仁、花生米各250克，糯米800克。將上述食物分別炒熟，研成末，混合後拌勻即可。每日早餐取3匙，沖成糊服用。

長期堅持，能有效控制前列腺增生。

8. 葫蘆殼治前列腺增生

葫蘆殼、冬瓜皮各50克，西瓜皮30克，紅棗10克。將上述諸物放入鍋內，加入適量清水，煎湯。每日1劑。

藥療方

1. 車前子治慢性前列腺炎

車前子30克，綠豆60克。將車前子用紗布包好，同綠豆一同放入鍋內，加入適量清水，煮至豆爛，去車前子，食綠豆喝湯。

2. 黨參粳米粥治前列腺炎

黨參、黃耆各30克，枸杞子10克，粳米100克。將黨參、黃耆、枸杞子放入鍋內，加入適量清水，煎汁，去渣後放入粳米煮成粥即可。每日1劑，分早、晚2次服用。

此方常服對前列腺有效。

3. 向日葵茶治前列腺炎

取無子的乾向日葵盤15克，洗淨，放入鍋內，加入適量清水，煎煮5分鐘，取汁當茶飲。每日1劑，連服5日即可見效。

4. 甘草梢治前列腺炎

甘草的細梢5克，剪成小段，放入杯中，開水沖泡當茶飲。每日1劑。

此方長期堅持服用對前列腺炎有效，但血壓高患者不宜服用。

5. 益智仁酒治前列腺炎

益智仁30克，白酒250毫升。將益智仁浸泡於白酒中，密封20日即可服用。每日2次，每次10毫升。此方治前列腺炎效果很好。

6. 茯苓治慢性前列腺炎

茯苓、車前子、黃蓍各10克，大黃、升麻各6克，益智仁20克，王不留行15克。將上述藥物放入鍋內，加入適量清水，煎汁。每日1劑，分早、晚2次服用。

7. 三七治前列腺肥大

三七、西洋參各15克，分別研末，混合後拌勻即可，開水沖服。每日1次，每次2克，15日為1個療程，一般2～3個療程即可見效。

👉 對前列腺患者的提示與建議

1. 前列腺急性炎症期應注意休息，多飲開水。
2. 禁止飲各種酒，忌辛辣食物。
3. 忌久坐與騎車，勿使前列腺部位過度受壓。
4. 多運動，如跑步、做操等，增強身體素質。

尿路感染、尿結石

尿路感染多由細菌侵襲引起，主要症狀是，患者尿頻、尿急、夜尿，尿脹時恥骨上區疼痛；尿結石的主要症

狀是，患者排尿疼痛或不暢等。

 食療方

1. 綠豆芽治尿路感染

綠豆芽500克，白糖適量。將綠豆芽洗淨，榨汁，放入白糖即可。每日1劑，連服數日即可見效。

2. 大麥湯治尿路感染

大麥100克，生薑15克，蜂蜜適量。將大麥、生薑洗淨，放入鍋內，加入適量清水，煎湯，放入蜂蜜即可。每日1劑，分3次飯前服用。

此方適於小便澀痛者。

3. 黃花菜治尿路感染

黃花菜60克，白糖適量。將黃花菜、白糖放入鍋內，加入適量清水，煎湯。每日1次，連服1週即可見效。

4. 滑石粥治急性尿路感染

滑石25克，瞿麥10克，粳米70克。將滑石用布包好，與瞿麥一同放入沙鍋內，加入適量清水，煎汁，去渣後放入粳米煮成粥。每日1劑，分早、晚2次服用，5日為1個療程。

5. 胡桃仁雞內金治尿結石

胡桃仁500克，蒸後研碎；雞內金250克，烤乾，研末；蜂蜜500克。將蜂蜜放入鍋內，煮化，放入胡桃仁、雞內金，煮5分鐘即可。每日3次，每次1匙，飯前服。

此方對尿路結石有效。

6. 油炸胡桃仁治尿結石

胡桃仁120克，用油炸酥，加入適量白糖，研碎，製成乳劑或膏狀，於2日內分次服完。

此方有溶石作用，可使結石縮小、變軟，或使結石分解於尿液中排出。

7. 豆芽芹菜治尿結石

綠豆芽、芹菜各30克。將芹菜切碎，與綠豆芽一起用沸水焯一下，於每日飯前服用。

一般服用一段時間即可見效。

8. 薏苡仁治尿結石

生薏苡仁180克，研末，加入少許白糖，拌勻即可。每日2次，每次30克，連服3日。服後應大量飲水，同時配以跳躍運動可使結石排下。

藥療方

1. 通草粥治尿路感染

通草5克，小麥粒、青小豆各50克。將通草放入鍋內，加入適量清水，煎汁，去渣後放入小麥粒、青小豆，煮成粥即可。每日早晨服用，連服7日即可見效。

此方適於急性尿道感染。

2. 蒼朮治尿路感染

蒼朮5克，荷葉、淡豆豉各15克，琥珀粉3克。將上述諸藥放入鍋內，加入適量清水，煎汁。每日1劑，分早、晚2次服用。

此方可治尿路感染反覆發作。

3. 茵陳治尿路感染

茵陳 10 克，玉米鬚一把，共放入鍋內，加入適量清水，煮沸，改文火煮 10 分鐘即可。每日 1 劑，分早、晚 2 次服用，連服 10 日即可見效。

4. 馬齒莧治尿路感染

馬齒莧 60 克，甘草 6 克。將上述藥物放入鍋內，加入適量清水，煎汁。每日 1 劑，分早、晚 2 次服用。

5. 桃膠治尿結石

桃膠 45 克，放入碗中，加入適量清水，上鍋蒸化後服下。每日 1～2 次。

6. 雞內金滑石治尿結石

甘草 6 克，雞內金、滑石、小茴香各 10 克，冬葵子、當歸各 12 克，牛膝 15 克，虎杖 25 克，金錢草 30 克。將上述諸物放入鍋內，加入適量清水，煎汁。每日 1 劑，分早、晚 2 次服用。

7. 海金沙治尿結石

海金沙、金錢草各 20 克，放入鍋內，加入適量清水，煎汁，當茶飲。半月見效。

☞ 對尿路感染、尿結石患者的提示與建議

1. 要養成多喝開水的良好習慣。
2. 保持會陰部清潔，內褲要經常清洗。

3. 積極治療原發疾病。

泌尿系雜症

(一)尿頻、尿失禁

尿頻，一種情況是由某些疾病所致（如前列腺病等），另一種情況是由相關臟腑機能衰退引起（如腎虧等）；尿失禁是指尿液流出時沒有感覺。

 食療方

1. 食栗子治尿頻

每日早、晚各食生栗子2個，細嚼慢嚥，日久見效。此方適於老年腎虧尿頻，腰腿無力等。

2. 鹽炒核桃仁治尿頻

核桃仁30克，蓮子20克。先將核桃仁用鹽微炒一下，然後與蓮子一同放入鍋內，加入適量清水，煎湯。每日1劑。

此方常服可治老年腎虧尿頻。

3. 冰糖糯米羹治尿頻

冰糖30克，搗碎；糯米100克。將糯米用清水泡脹，蒸熟，放入冰糖，再以文火蒸10分鐘即可。每日1劑，1次服完，連服7日即可見效。

4. 羊肺羊肉治尿頻

羊肺1副，羊肉200克。將羊肺、羊肉分別洗淨，切塊，一同放入鍋內，加入適量清水，燉熟，最後加少許食鹽即可。每日1劑，分2～3次服完。

5. 紅棗生薑治尿頻

紅棗35克，生薑50克，白糖適量。將紅棗、生薑洗淨，放入鍋內，加入適量清水，煎煮15分鐘，取汁，加入白糖後頻飲。每日1劑，15日為1個療程，連服2個療程即可見效。

6. 蔥頭紅酒治尿頻

紅葡萄酒1瓶，蔥頭2個。將蔥頭洗淨，切塊，放入玻璃瓶中，倒入紅葡萄酒，密封3～5日即可，飲酒吃蔥頭。每日服一小碗，一般1瓶酒能服10～15日。

7. 豬肝黑豆粥治尿頻

豬肝、黑豆各30克，糯米15克。將豬肝洗淨，切片，與黑豆、糯米一同放入鍋內，加入適量清水，煮成粥即可。每晚1次，連服10日即可見效。

8. 韭菜粳米粥治尿頻

鮮韭菜60克，洗淨，切段；粳米100克。將粳米淘洗乾淨，放入鍋內，加入適量清水，煮粥。熟後放入韭菜、調味品，再煮5分鐘即可。每日2～3次。

9. 韭菜汁治尿失禁

取韭菜汁50毫升，放入小碗中，隔水蒸5分鐘即可。每日1劑，連服5日有效。

藥療方

1. 茨實治尿頻

茨實10克，核桃仁15克，黑棗10枚，蓮子10粒。將上述諸物放入鍋內，加入適量清水，武火煮沸，改文火煮至茨實、蓮子等熟爛即可。

每晚睡前半小時服用。

2. 金櫻子治尿頻

金櫻子18克，豬小肚1個，糯米250克，黃豆100克。先將金櫻子果除去外刺，洗淨；然後將豬小肚沖洗乾淨，放入糯米和黃豆，將小肚口縫好，與金櫻子一同放入鍋內，加入適量清水，小火燉2～3個小時，熟爛後加調味品即可。

每日早、晚各1次，連服數次即可見效。

3. 枸杞子治老年尿失禁

枸杞子20克，紅棗4枚，雞蛋2個。將上述諸物放入沙鍋內，加入適量清水，煎煮，雞蛋熟後去殼再煮片刻即可，吃蛋喝湯。隔日1次，連服3次即可見效。

4. 黨參核桃仁治尿失禁

黨參18克，核桃仁15克。將黨參、核桃仁放入鍋內，加入適量清水，煎至湯濃，吃核桃仁喝湯。每日1劑，連服數日即可見效。

此方具有益氣固腎之功效，對老年人腎虛尿失禁療效顯著。

5. 葡萄乾枸杞子治尿失禁

葡萄乾12克，枸杞子9克，杏乾、桂圓、杏仁、核桃仁少許。將上述諸物放入茶杯中，沸水沖泡20分鐘，當茶飲。每日1劑。

6. 白芷治尿失禁

白芷10克，放入鍋內，加入適量清水，煎汁，放入少許白糖即可。每日1劑，分早、晚2次服用，連服5日即可見效。

7. 豬尿泡黃蓍治尿失禁

豬尿泡1個，黃蓍15克，升麻6克，桑螵蛸、益智仁各10克，山藥30克。將上述藥物裝入豬尿泡內，放入鍋內，加入適量清水，燉煮至爛熟即可。每日1劑，連服6劑即可見效。

理 療 方

1. 硫黃膏治尿失禁

硫黃10克，帶鬚的大蔥根7個。將硫黃、蔥根共搗成泥，置於紗布上，晚上睡覺時敷在肚臍上，次日早晨取下。此方輕者1次見效，重者3～4次見效。

2. 搓按腎俞穴治尿頻

晚上臨睡前坐在床上，寬衣解帶，舌抵上齶，調勻呼吸，收腹提肛，兩手對搓發熱後，上下用力搓按腎俞穴（見穴位注釋62）120下。每日1次，堅持數日即可見效。

3. 熱敷腹部治尿頻

每晚睡覺時用熱水袋熱敷腹部，熱水袋正好覆蓋氣海（見穴位注釋63）、關元（見穴位注釋57）、中極（見穴位注釋64）3個穴位。熱敷數次，尿頻即可得到緩解。

(二)尿不暢、尿瀦留

尿不暢、尿瀦留是中老年人常見的病症，和尿頻、尿失禁一樣會給中老年人帶來不便，甚至痛苦。

藥療方

1. 蔥根治尿不暢

帶鬚蔥根6個，放入鍋內，加入適量清水，煮20分鐘，當茶飲。每日1劑。

2. 半夏治尿不暢

半夏20～30克，放入沙鍋內，加入適量清水，煎汁。每日1劑，分3次服完。

此方可幫助排尿。

3. 紅參泡茶治尿不暢

每日早晨起床後，在杯中放1～2片紅參，開水沖泡當茶飲。每日1劑，臨睡前服下，堅持數日即可見效。

4. 大黃荊芥治尿瀦留

生大黃、荊芥穗各12克，焙乾，研成細末，溫開水沖服。每日1劑，分早、晚2次服用。

此方對尿不暢、尿瀦留有效。

 理 療 方

1. 按摩穴位治尿瀦留

按摩陰陵泉（見穴位注釋32）可使小便自如，且對肛門鬆弛也有效。每日早、晚各按摩1次，每次按摩100下。兩腿都需要按摩，一般按摩2週即可見效。

2. 捏小拇指關節治尿不暢

用左手捏右手小拇指關節100下，再用右手捏左手小拇指關節100下，可使尿通暢，且殘留尿也大大減少。

3. 提肛運動能排殘餘尿

勤做提肛運動，可增強會陰部肌肉和尿道肌肉的收縮力，促使殘餘尿儘快排出體外。

4. 熱敷肚臍治尿瀦留

小茴香100克，粗鹽500克。將小茴香、粗鹽放入鍋內，炒熱後裝入布袋，熱敷於肚臍上。

一般敷數次即可見效。

(三)血尿、蛋白尿

血尿是泌尿系常見的病症，是指尿液中紅細胞異常增多，尿液呈紅色或洗肉水樣，引起血尿的原因很多，如泌尿系炎症、結石、腫瘤等；蛋白尿是指尿液中蛋白質含量突然增多，多由腎臟受損引起。

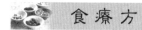 食療方

1. 芹菜治血尿

芹菜 100 克，洗淨，搗爛取汁，溫熱後服用。每日 3 次，一般 2～3 日即可見效。

服時忌辛辣食物。

2. 糯米治血尿

糯米 30 克，槐花 20 克，冰糖適量。將糯米炒黃，煮成粥，放入槐花、冰糖略煮即可。每日 1 次。

3. 芹菜治乳糜尿

芹菜 1000 克，洗淨，切碎，放入鍋內，加入適量清水，煎取濃汁。每日 1 劑，以傍晚服效果更好，5 日為 1 個療程。

藥療方

1. 白茅根治血尿

白茅根、黑豆、綠豆各 30 克，放入鍋內，加入適量清水，煎汁。每日 2 次，分早、晚 2 次服用。

2. 生大黃雞蛋黃治腎性蛋白尿

生大黃粉 30 克，煮熟的雞蛋黃 12 個。將蛋黃研碎，放入鍋內，文火加熱，待蛋黃熬成半流體狀時，加入生大黃粉，並快速攪拌均勻即可。

成人分 6 次服完，體弱者酌減。每晚睡前用小米湯

（黃酒更好）沖服，6日為1個療程。

🖖 對泌尿系統雜症患者的提示與建議

1. 分清病因，標本兼治。只有標本兼治，才能取得好的效果。

2. 中老年人如有上述諸症狀，應及時檢查，治療。否則，將會引起泌尿系統更多的疾病，對人體造成更大的危害。

七

傳染性疾病

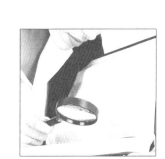

CHUANRAN XING JIBING

病 毒 性 肝 炎

病毒性肝炎是由肝炎病毒引起的傳染病，患者常常表現為乏力、食慾缺乏、消瘦、噁心、嘔吐、腹脹、肝區隱痛、肝大及肝功能損害，有的患者還會出現黃疸、發熱、失眠等症狀。

食 療 方

1. 南瓜治慢性肝炎

南瓜1個，洗淨，去瓤、子、蒂，用粉碎機打成稀漿，去渣取汁。待漿汁自然沉澱後，倒掉上面的清水，取出曬乾，研成細末即可。每日數次，每次1匙，開水沖服。

此方常服對治療慢性肝炎有效。

2. 胡蘿蔔纓治黃疸型肝炎

乾胡蘿蔔纓120克（鮮品250克），放入鍋內，加入適量清水，煎汁。每日1劑，分早、晚2次服用，連服1週黃疸可退。

藥 療 方

1. 枸杞子治慢性肝炎

枸杞子30克，紅棗8枚，雞蛋2個。將枸杞子、紅

棗、雞蛋放入鍋內，加入適量清水，煮至雞蛋熟，去蛋殼再煮片刻，吃蛋喝湯。每日1次。

此方適於治慢性肝炎，也可作為肝硬化的輔助治療。

2. 核桃仁綠礬治慢性黃疸

核桃仁60克，綠礬30克，紅棗20枚（炒焦），蜂蜜適量。將上述諸物混合，研為細末，加入蜂蜜製成丸，每丸重3克。每日早、晚各服1丸，溫開水送服。

3. 馬鞭草治肝炎

馬鞭草500克，放入鍋內，加入適量清水，煎汁。每日3次。服後有汗者黃疸消失較快；有腹痛、腹瀉者，可自行消失。

4. 桑根皮治肝炎

鮮桑根白皮60克，放入鍋內，加入適量清水，煎汁，加入適量白糖即可。每日1劑，分早、晚2次服用。

理療方

1. 按壓足三里緩解肝區疼痛

用食指指端按壓足三里穴（見穴位注釋5）5分鐘，可緩解肝區疼痛。

手法由輕漸重，連續均勻用力。

2. 按壓穴位治肝炎

右手拇指、食指相對，按壓左手臂的內關穴（見穴位注釋2）、外關穴（見穴位注釋22），用力均勻，有酸脹感為度，持續5分鐘，再換另一手按壓5分鐘。

此法能通經脈、調血氣。

對病毒性肝炎患者的提示與建議

1. 不宜吃大蒜，因為大蒜會加重肝炎患者厭食、厭油膩和噁心的感覺，引起貧血，不利於肝炎的治療。

2. 肝炎患者常伴有較高的骨質疏鬆現象，因此除應服用富含鈣質的豆製品、牛奶、芝麻醬、魚、蝦等食物外，還可以服用鈣製劑，以補充機體對鈣的需求。

3. 飯後躺1小時，可以增加流入肝臟的血液量，有益肝臟的康復。

帶狀疱疹

帶狀疱疹的特徵是疱疹紅赤、疱壁緊張、灼熱、痛如針刺，患者多伴有口苦咽乾、煩躁易怒、大便秘結等症狀。

藥療方

1. 當歸治帶狀疱疹

當歸適量，研成細末，開水送服。4～6小時1次，每次1克。一般服藥1日即可止痛，3日開始枯萎，4日開始結痂。

2. 仙人掌糯米粉治帶狀疱疹

仙人掌、糯米粉適量。刮去仙人掌外面的刺，搗爛，與糯米粉混合外敷患處。每日2次，5日為1個療程。

3. 大黃治帶狀疱疹

大黃適量，研成極細末，用涼開水調成糊狀，均勻塗於患處（塗前將疱疹刺破）。每日3～4次。

4. 雲南白藥治帶狀疱疹

雲南白藥適量，用醋調成糊狀，均勻塗於患處（先用0.9%的生理鹽水擦洗患處）。每日2次，3～8日即可癒合。

5. 王不留行治帶狀疱疹

取王不留行適量，用文火炒黃，直至少數開花（已炒者不必再炒），涼後研為細末。如疱疹未潰破，可用香油將藥末調成糊狀，外塗患處；如疱疹已潰破，可直接將藥末撒於患處。每日2～3次，一般用藥10～20分鐘即可止痛，2～5日痊癒。

6. 馬齒莧治帶狀疱疹

鮮馬齒莧適量，洗淨，搗爛，加入少許花生油調成糊狀，塗於患處，乾後再塗。

對帶狀疱疹患者的提示與建議

帶狀疱疹屬傳染性疾病，患者及家屬應注意交叉感染，護理時應做好預防傳染的工作。患者最好隔離，塗藥後的廢棄物要嚴格管理，防止他人接觸，導致傳染。

八

肛腸科疾病

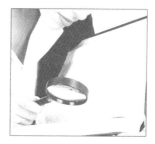

GANGCHAN GKE JIBING

痔　瘡

痔瘡有內痔、外痔之分。

內痔的主要症狀是，患者便後滴血，特別是當大便用力時，痔核容易脫垂出肛門，並伴有水腫、劇痛、發炎及壞死等；

外痔的主要症狀是，患者常感肛門瘙癢、不適，或伴有劇痛、壓痛、局部發紫、排便困難等。

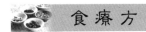 食療方

1. 豆腐渣治痔瘡

豆腐渣10克，炒乾，用白糖水送服。每日3次。此方適於血痔。

2. 黑木耳糊治痔瘡

黑木耳70克，放入鍋內，加入適量清水，文火煮成糊狀即可。每日1劑，分早、中、晚3次服用。

堅持服用，對治療痔瘡有效。

3. 嚼服松子仁治痔瘡出血

每日嚼服適量松子仁，並長期堅持，對治療痔瘡出血有幫助。

藥療方

1.苦參湯治混合痔

苦參60克,雞蛋2個,紅糖30克。先將苦參放入鍋內,加入適量清水,煎至湯濃,去渣後放入雞蛋、紅糖,煮至雞蛋熟即可。每日1劑,分早、晚2次服用,4日為1個療程。輕者1個療程即可見效,重者需服2~3個療程見效。

2.大黃治痔瘡便血

大黃10克,放入杯中,沸水沖泡當茶飲。每日1劑。此方治酒後痔瘡便血。

3.椿樹皮治痔瘡

椿樹皮、紅棗各50克,白糖適量。將椿樹皮、紅棗放入鍋內,加入適量清水,煎汁,然後拌入白糖,於臨睡前1次服下。

理療方

1.花椒治痔瘡

花椒10克,食鹽1匙,放入鍋內,加入適量清水,煮沸,稍涼後薰洗患處。每晚睡前1次,每次10分鐘。重者早、晚各1次。此方適於不宜手術的患者。

2.艾蒿治痔瘡

全株艾蒿10株,剪成段;鹽25克。將艾蒿、鹽一同

放入鍋內，加入適量清水，煮沸，稍涼後薰洗患處。每晚睡前1次，每次5分鐘，連續薰洗10日即可見效。

3. 韭菜治痔瘡

新鮮韭菜100克，洗淨，放入鍋內，加入適量清水，煮沸，稍涼後薰洗患處。每晚睡前1次，每次10分鐘。

4. 紅黴素軟膏治痔瘡

將紅黴素軟膏擠在藥棉上，敷在痔瘡上，並輕輕旋轉揉按。若是內痔，可用食指或中指蘸上藥膏插進肛門揉按患處。每日3次，2～3日即可見效。

對痔瘡患者的提示與建議

1. 經常用熱水坐浴，熱敷患處，對治療和恢復都有好處。

2. 多飲水，多食果蔬；不飲酒，不吃辛辣刺激性食物。

3. 老年痔瘡患者，如常便血或血糞相混時，要及早到醫院檢查，以防直腸癌的發生。

肛 裂 、 肛 門 脫 出

肛裂、肛門脫出是中老年人的常見病，主要症狀是，患者大便帶血、肛門刺痛、直腸下垂脫出肛門等。

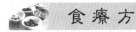 **食 療 方**

1.陳醋紅棗治脫肛

陳醋250克，紅棗120克，放入鍋內，煮至醋乾，將紅棗分2次吃完。每日1劑。

此方常服可治脫肛。

2.南瓜瓜蒂薏苡仁治脫肛

南瓜蒂3個，薏苡仁120克。將上述諸物放入鍋內，加入適量清水，煎湯。每日1劑，分早、晚2次服用，連服數日即可見效。

藥 療 方

1.硝酸甘油治肛裂

在患處周圍外敷硝酸甘油，能促使局部裂口癒合，不損傷肛門括約肌，非常方便。用後如有輕微頭痛或肛門部燒灼感，可降低濃度後再使用。

此法青光眼患者禁用。

2.苦參治肛門皸裂

苦參100克，凡士林500克。將苦參研成極細末，加入凡士林，製成軟膏，外擦患處。每日3次，10日為1個療程，一般2～3個療程即可見效。

3.白芨薄荷治肛裂

白芨、薄荷各10克，黃柏、黃蓍、氧化鋅膏各15

克，凡士林適量。將前4味藥研成細末，加入氧化鋅膏、凡士林，配成軟膏（冬季可加入適量香油），外擦裂口，每日2次。

 理療方

1. 魚腥草治肛裂

魚腥草150克，洗淨，放入鍋內，加入適量清水，煮沸，改文火煮5分鐘，濾出藥液後加水再煮，共煮3次。3次藥液混合後倒入盆內，晚上睡前薰洗患處。每次15～20分鐘，連洗數次後，疼痛、便血即可消失。

2. 石榴皮治肛脫

石榴皮100克，五倍子30克，明礬15克。將上述藥物放入鍋內，加入適量清水，煮沸，改文火煮30分鐘，取藥汁趁熱薰洗患處，然後將脫出部分托回原處。每日早、晚各薰洗1次。

對肛裂、肛門脫出患者的提示與建議

1. 講究衛生，勤換內褲。
2. 注意飲食，防治便秘。
3. 忌食辛辣，減少刺激。
4. 注意休息，適當活動。

肛癢、肛門濕疹

肛癢和肛門濕疹都是由濕、熱、蟲邪內侵所致，治療宜清熱、除濕、殺蟲，熱、濕、蟲一除，肛癢、肛門濕疹自會消失。

理療方

1. 柳枝治肛門濕疹

新鮮柳枝300～400克，苦參20克。將柳枝剪成段，與苦參一同放入鍋內，加入適量清水，煮沸，稍涼後擦洗患處。每日3次。

2. 苦參芝麻油治肛門濕疹

苦參100克，芝麻油500毫升。將苦參放入芝麻油內，浸泡1日，再用文火將苦參炸至乾枯，然後將苦參撈出，取此油外擦患處。每日3次。

3. 黃柏百部治肛癢

黃柏、百部各30克，放入鍋內，加入適量清水，煮沸，稍涼後熱敷肛門。每日2次，每次30分鐘，連敷數次即可見效。

4. 蘆薈治肛癢

取鮮蘆薈一小片，削去邊上的刺和外皮，用肉質部分塗擦患處。每日3次，1～2日即可見效。

5. 綠豆粉治肛門濕疹

綠豆粉、冰片適量，用水調勻，塗擦患處。每日1次，連塗數次即可見效。

對肛瘻、肛門濕疹患者的提示與建議

1. 注意衛生，勤換內褲。

2. 多喝開水，多吃蔬菜、水果，少吃油膩、辛辣食品。

3. 居室要通風透氣，防潮濕、防燥熱。

4. 多做戶外活動，避免長時間靜坐。

九

五官科疾病

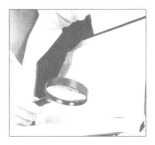

WUGUANKE JIBING

眼　疾

(一)老花眼

老花眼是隨著人的衰老而發生的一種生理現象。如果平時多注意眼的保健，就可以延緩老花眼的發生和發展。

 食療方

1. 桑葚糖治老花眼

鮮桑葚500克，白糖300克。將桑葚搗成泥，與白糖一同放入鍋內，加熱，待糖液呈黃色並可拔出絲時，倒在塗有麻油的石板上，切成糖片，隨時含服。

此方對腎陰虧損的老花眼效果顯著。

2. 爆炒羊肝治老花眼

羊肝500克，洗淨，切片，放入碗內掛芡。鍋內倒入適量植物油，將羊肝放入爆炒，然後加入醬油、醋、料酒、薑調味即可。

此方適於視神經萎縮的老花眼。

3. 胡蘿蔔粥治老花眼

胡蘿蔔2根，粳米100克。將胡蘿蔔洗淨，切碎，與粳米一同放入鍋內，加入適量清水，煮成粥即可。每日1劑，分早、晚2次服用。

此方對防治老花眼效果很好。

藥療方

1. 紅花豬肝治老花眼

紅花10克,豬肝250克,混合,剁成泥,加入少許白糖、粉面,拌勻,做成丸子,蒸熟即可。

此方對老化眼有效,同時對白內障術後眼中血絲,可起到提前消散的作用。

2. 枸杞子蒸蛋治老花眼

枸杞子20克,雞蛋2個,混合,攪勻,蒸熟即可。此方對頭暈眼花、多淚者有效。

此方長期服用效果更佳。

3. 菟絲子茶治老花眼

菟絲子30克,黑芝麻10克,一起碾碎,放入杯中,開水沖泡當茶飲。數日見效。

4. 草決明茶防治老花眼

草決明、枸杞子各12克,放入杯中,沸水沖泡當茶飲。此方常服可清肝明目。

5. 枸杞子桑葚延緩老花眼

枸杞子、桑葚、淮山藥各12克,紅棗10枚。將上述藥物放入鍋內,加入適量清水,煎汁。每日1劑,煎2次,混合後分早、晚2次服用。

6. 菊花葛根緩解老花眼

菊花、葛根、黑豆、何首烏、枸杞子各12克,放入鍋內,加入適量清水,煎汁2次,將汁液混合後分早、晚2

次服用。每日1劑。

7. 蒲公英汁治老花眼

取適量鮮蒲公英，（採集5月份的療效更佳），洗淨，用消毒紗布包好，擠壓取汁。

每日起床後用此汁液滴眼，然後閉目5分鐘，連用15日即可見效。

理療方

1. 按摩防治老花眼

雙手食指來回推按眼眶20次；用雙手手指向兩側推按眼睛20次；用雙手中指從下至上推按鼻梁20次；雙手手指順、逆時針按摩太陽穴（見穴位注釋19）各20次；雙手拇指按摩耳根20次；雙手拇指和食指捏住耳垂往下拉20次。長期做這些動作，可防治老花眼。

2. 按眼角防治老花眼

雙手食指和中指按住兩外眼角轉動100下。早、晚各做1次。

此法長期堅持，可有效防治老花眼。

3. 敷眼法防治老花眼

每日晚上臨睡前，用40～50℃的熱水敷雙眼部位，頭略上仰，兩眼閉合，待溫度降低後再用此水洗臉。

此法堅持半年，必會見效。

☞ 　對老花眼患者的提示與建議

1. 注意眼的衛生，常做眼保健操，多遠眺，多看綠色。
2. 科學、合理用眼，勿使眼睛過於疲勞。
3. 不要在昏暗或強光下看書、寫字。

(二)白內障、青光眼

白內障表現為進行性視力下降，常有不飄動的眼前黑點，單眼複視或多視。

青光眼表現為眼球脹痛、角膜呈霧狀渾濁、瞳孔呈卵圓形散大、視力急劇下降及同側偏頭痛等。

藥療方

1. 山藥治白內障

山藥50克，白糖適量。將山藥洗淨，切成小塊，放入鍋內，加入適量清水，煮熟，再放入白糖，略煮片刻即可，溫後服用。每日1劑。

2. 甘菊治白內障

甘菊嫩芽30克，粳米60克，冰糖適量。將粳米放入鍋內，加入適量清水，煮粥；熟後放入甘菊、冰糖，略煮片刻即可，溫後服用。每日1劑。

3. 枸杞子桂圓肉治白內障

枸杞子30克，桂圓肉20克，放入碗內，加入適量清水，上鍋蒸至爛熟即可。每日1劑。

4. 枸杞子酒治老年白內障

枸杞子500克，放入瓶內，倒入適量黃酒，密封2個月即可服用。每日2次，早晨空腹和晚上睡前各1次。

5. 蟬蛻粉治白內障

蟬蛻9隻，研成末，開水或黃酒送服。每日1劑，30日為1個療程，服用1～2個療程，視力會有明顯提高。

6. 六味地黃丸治白內障

每日服用1丸六味地黃丸，並長期堅持，可明顯提高視力，改善視物昏蒙、晶狀體渾濁等狀況。

7. 雞冠花治青光眼

乾雞冠花、乾艾根、乾牡荊根各25克，放入鍋內，加入適量清水，煎汁。每日1劑，分早、晚2次服用。

8. 車前草治青光眼

車前草60克，放入鍋內，加入適量清水，煎汁。每日1劑，分早、晚2次服用，一般服用2～3日即可見效。

理療方

按摩太陽穴治白內障

雙手搓熱，按在太陽穴（見穴位注釋19）上，眼睛微微閉合，先順時針按摩36圈，再逆時針按摩36圈；接著雙手的手指由前向後梳理頭髮36下，手法宜穩而重；最後

雙手按摩面部，先由上而下，後由下而上，按摩36下。

此法適於白內障初期患者。

☞ 對白內障、青光眼患者的提示與建議

1. 白內障是糖尿病的伴發病，因此應積極預防糖尿病。
2. 吃鹽太多易生白內障，故中老年人應限制食鹽量。
3. 保持穩定的情緒，避免過度緊張或過度興奮。
4. 青光眼易在冬季發生，故老人應做好防寒保暖工作。
5. 避免在光線太暗的地方看書或寫字。

(三)結膜炎

結膜炎俗稱「紅眼病」，主要症狀是，患者眼睛流淚、有異物感和燒灼感、結膜充血、有膿性或黏液性分泌物等。

藥療方

1.大黃治急性結膜炎

大黃、龍膽草、菊花各9克，放入鍋內，加入適量清水，煎汁。每日1劑，分早、晚2次服用，連服5日即可見效。

2.桑葉治結膜炎

桑葉（或菊花）、蒲公英各60克，放入鍋內，加入適

量清水，煎汁，當茶飲。每日1劑，連服7日即可見效。

3.鮮蒲公英治結膜炎

鮮蒲公英50克，洗淨，放入沙鍋內，加入適量清水，煎汁，水沸後倒出，加水再煮，共煮3次。將3次的汁液混合，分成2份，1份趁熱薰洗雙眼，另1份待溫時服下。每日2次，服用1～2日即可見效。

理療方

1.金銀花治急性結膜炎

金銀花、菊花、蛇床子各20克，板藍根40克。將上述藥物放入鍋內，加入適量清水，煎煮10分鐘即可。先用此水薰蒸患眼，稍溫時再用毛巾浸此水溫敷患眼。每日2次，每次20分鐘。

2.黃柏治結膜炎

黃柏30克，菊花15克，放入鍋內，加入適量清水，煮沸後泡2小時。用此水外敷患眼。每日2次，每次10分鐘，連敷數日即可見效。

3.龍膽草治急性結膜炎

龍膽草15克，放入鍋內，加入適量清水，煎煮10分鐘，再加入少許食鹽，溫後洗患眼。每日3～4次，每次10分鐘。

4.黃連水治結膜炎

取3～4片黃連，放入碗內，加入適量清水，上鍋蒸10分鐘，溫後用來滴眼。每日3～4次。

☞ **對結膜炎患者的提示與建議**

1. 患眼分泌物多時，可用生理鹽水或3%硼酸水洗眼，每日2～3次。

2. 避免強光刺激，外出須戴墨鏡。

3. 洗臉用具應水煮消毒，不與他人共用，以防傳染。

4. 飲食以清淡為宜，忌辛辣食品；不能飲酒。

(四)眼部雜症

眼部雜症主要有眼疲勞、乾眼症、迎風流淚、眼底出血、夜盲症、黑眼圈、眼袋等。

食療方

1. 黑豆核桃仁治眼疲勞

黑豆500克，炒熟，磨成粉；核桃仁400克，炒微焦後去仁衣，搗成泥。取黑豆粉、核桃泥各1匙，放入杯中，倒入煮沸的牛奶，再加入少許蜂蜜攪勻即可，早餐時服用。

此方常服能改善眼疲勞症狀。

2. 雞肝治乾眼症

鮮雞肝1～2個，在沸水中泡20分鐘，取出蘸醬油服用。此方常服可緩解乾眼症。

3. 百合山藥粥治乾眼症

百合 10 克，山藥 15 克，薏苡仁 20 克，紅棗（去核）10 枚。將上述食物放入鍋內，加入適量清水，熬煮成粥即可。每日 1 劑。

此方常服有效。

4. 冰糖燉豬蹄治迎風流淚

豬蹄 1 只，冰糖 3 克，放入鍋內，加入適量清水，燉爛即可。每日 1 劑，分早、晚 2 次服用，連服 7 日即可見效。

5. 木耳冰糖治眼底出血

木耳 3～6 克，冰糖 5 克，放入鍋內，加入適量清水，慢火燉至湯濃。每日 1 劑，於睡前 1 次服完，10 日為 1 個療程。

6. 鮮豬肝夜明砂治夜盲症

鮮豬肝 60 克，夜明砂 6 克。將夜明砂用紗布包好與豬肝一同放入鍋內，加入適量清水，燉熟，然後去紗包，調味即可。每日 1 劑。

7. 黑木耳消除黑眼圈

黑木耳 50 克，紅棗 10 枚，紅糖 100 克。將上述食物放入鍋內，加入適量清水，煎湯。每日 1 劑，分 2 次服完。

此方常服可消除黑眼圈。

8. 蘋果燉魚祛黑眼圈

草魚 200 克，洗淨，切成塊；瘦豬肉 150 克，洗淨，切成片；蘋果 2 個，洗淨，去皮、核，切成塊；紅棗 10 枚，洗淨；黃酒 2 克；鹽、味精、胡椒粉適量。將草魚塊放入鍋內，倒入少許食油，小火煎至兩面稍黃，倒入黃酒，放入瘦肉片、紅棗，注入清湯，用中火燉至湯稍白，

放入蘋果塊、鹽、味精、胡椒粉，再燉20分鐘即可。每日1劑，分早、晚2次服用。

此方對因腎虧體虛或睡眠不足等引起的黑眼圈，有明顯的改善作用。

藥療方

1. 益母草治乾眼症

益母草20克，放入鍋內，加入適量清水，煎汁。每日1劑。此方常服有效。

2. 菊花茶治乾眼症

菊花10克，放入杯中，沸水沖泡當茶飲。每日1劑。此方常服可治乾眼症。

3. 蒼朮當歸治乾眼症

蒼朮粉3克，當歸粉6克，混合，開水沖服。每日1劑，分3次服完，一般4～5日即可見效。

4. 旱蓮草治眼底出血

旱蓮草12克，鮮薺菜50克，放入鍋內，加入適量清水，煎汁。每日1劑，分早、晚2次服用，15日為1個療程。

5. 生蒲黃治眼底出血

生蒲黃10克，紗布包好，放入鍋內，加入適量清水，煎汁，當茶飲。每日1劑，10日即可見效。

6. 蒼朮治夜盲症

蒼朮50克，放入鍋內，加入適量清水，煎汁。每日1

劑，分3次服完。

此方可治夜盲症和角膜軟化症。

7. 生地白菊花治眼皮跳

生地30克，白菊花15克，木賊、白芍各10克，茶葉5克。將上述諸物放入鍋內，加入適量清水，煎汁，當茶飲。每日1劑。

8. 珍珠母治視神經萎縮

珍珠母50克，蒼朮18克，人參3克。將珍珠母研碎，放入鍋內，加入適量清水，煎煮10分鐘，再放入蒼朮、人參煎至湯濃。每日1劑，分早、晚2次服用，7日為1個療程，2～3個療程即可見效。

理療方

1. 指按法治眼疲勞

用中指從左右外眼角向太陽穴（見穴位注釋19）推按，再由太陽穴向耳部繼續推按，反覆做5次；然後閉上眼睛，將中指肚按在眼球上，輕輕按10秒左右。

此法對消除眼疲勞非常有效。

2. 捏指防治眼疲勞

用左手捏右手中指的3個關節，再用右手捏左手中指的3個關節，可快速消除眼疲勞。每日1～2次，每次3分鐘。

3. 凝神緩解眼疲勞

眼睛疲勞時，要凝神注視遠物，或向上看、左右轉動，以舒緩疲勞。

4. 牛奶消除腫眼皮

早晨起床後，發現眼皮腫了，可用牛奶加一點醋和開水，攪勻。

用棉球蘸著在眼皮上反覆擦3～5分鐘，再用熱毛巾捂一會兒，眼皮很快就會消腫。

5. 睜閉雙眼治療淚囊炎

每日晨練後，雙眼睜大，平視前方遠處，直到雙眼有酸脹感，再輕閉雙眼。

同時，配合呼吸，即吸氣時眼睜大看前方，呼氣時眼睛輕閉，如此反覆做100次。

6. 敷貼無花果消除眼袋

每晚臨睡前，將無花果或黃瓜片敷貼在眼下部皮膚上。此法堅持使用，有消除眼袋的作用。

7. 維生素E消除眼袋

每晚臨睡前，將維生素E膠丸中的藥液塗抹在雙眼下部皮膚上，並按摩10分鐘。連用1個月，可起到消除眼袋、延緩衰老的效果。

8. 木瓜水消除眼袋

木瓜100克，洗淨，切片，浸泡於溫開水中數小時。然後將此木瓜水塗抹在眼下部皮膚上，並按摩10分鐘。

此法不僅能緩解眼睛疲勞，還有消除眼袋之功效。

👉 對眼部雜症患者的提示與建議

1. 眼睛發乾、視力模糊，應積極治療。

2.看電視或電腦，不要超過2個小時。

3.平時多喝開水，多吃新鮮蔬菜水果。

4.看書、寫字時間不宜過長，儘量減少近距離用眼時間。

5.眼睛發酸，說明眼及身體處於疲勞狀態，是疾病信號，不可大意，應及時檢查治療。

耳　疾

中老年人常見的耳疾有耳鳴、耳聾、中耳炎等，這些病症往往是冠心病或其他心腦血管病如動脈硬化、短暫性腦缺血等的前兆。

因此，一旦發生耳疾，應及早治療。

 食療方

1.百合治耳鳴

百合9克，研成細末，用溫開水沖服。每日2次。此方對陰虛火旺所致的耳鳴效果明顯。

2.黑豆治腎虛耳聾

黑豆100克，狗肉500克。將上述食物放入鍋內，加入適量清水，煮至爛熟，放入作料調味即可。

每日1劑。

藥療方

1. 葛根湯治耳鳴

葛根 100 克，豬脊骨 250 克。將葛根、豬脊骨放入鍋內，加入適量清水，文火煮至湯濃，放入作料調味即可。每日 1 劑，分早、晚 2 次服用，2 週為 1 個療程。

此方適於神經性耳鳴。

2. 熟地菟絲子治耳鳴

熟地 25 克，菟絲子、肉蓯蓉、山萸肉各 15 克，骨碎補、黃柏、知母各 12 克，當歸 10 克。

將上述藥物放入鍋內，加入適量清水，煎汁。每日 1 劑，分早、晚 2 次服用，一般連服 7 日即可見效。

3. 石菖蒲甘草治耳鳴

石菖蒲 20 克，甘草 10 克。將上述藥物放入鍋內，加入適量清水，浸泡 1 個小時，然後煎汁。每日 1 劑，分早、晚 2 次服用，10 日為 1 個療程，一般服用 1～2 個療程即可見效。

4. 生石膏治耳鳴

生石膏、生地各 25 克，白芍、代赭石各 20 克，白蒺藜、葛根各 15 克，白芷、菊花各 10 克。

將上述藥物放入鍋內，加入適量清水，煎汁。每日 1 劑，分早、晚 2 次服用，10 日為 1 個療程。

5. 生地元參治耳鳴

生地、元參、磁石、牡蠣各 30 克。

將上述藥物放入鍋內，加入適量清水，煎汁。每日1劑，分早、晚2次服用，連服7日即可見效。

6. 熟地治耳鳴

熟地40克，白芍、山萸肉、麥冬各20克，柴胡、栀子、白芥子各9克。

將上述藥物放入鍋內，加入適量清水，煎汁。每日1劑，分早、晚2次服用，　般服用1個月即可見效。

7. 薤白人參防風治老年性耳聾

薤白7枚，人參1克，防風0.5克，豬腎1對，蔥白2根，粳米100克。將人參、防風研成細末，與豬腎、蔥白、薤白一同放入鍋內，加入適量清水，煮成粥即可。

每日1劑，分3次吃完。輕者3～4劑、重者7～8劑即可見效。

8. 巴豆雞蛋治耳聾

巴豆1粒，去皮，去心膜；雞蛋1個。將雞蛋一端開一小孔，放入巴豆，攪勻，取汁滴於耳內。每日2～3次，連滴3個月。

此方對神經性耳聾、藥物所致的耳聾均有效。

9. 胡桃油治中耳炎

取胡桃仁，搗爛，榨油，兌入少許冰片，攪勻，製成滴耳油。每日滴3～4次，每次1～2滴。滴耳前，用消毒棉籤蘸過氧化氫，擦洗耳道並拭乾，再用滴耳油。

此方治中耳炎效果明顯。

10. 韭菜汁治中耳炎

鮮韭菜汁25克，明礬2.5克。將明礬放入韭菜汁中，

待溶化後攪勻即可。每日2次，每次1～2滴，連滴5日即可見效。

11. 大黃治急性中耳炎

大黃6克，香油30克。將大黃研成極細末，放入香油中，浸泡5日，製成滴耳油。每日3次，每次2～3滴。

此方療效甚好。

12. 鮮桑葉治中耳炎

鮮桑葉數片，搗爛取汁，滴耳。每日3次，每次1～2滴，連滴3日即可見效。

 理療方

1. 按摩穴位治耳鳴

用食指和大拇指按摩聽會穴（見穴位注釋49）5分鐘；再用食指和大拇指從上至下、再從下至上按捏雙耳耳郭，至有熱感。以上動作每日早、晚各1次，堅持下去，定見成效。

2. 搓掌療法治耳鳴

定息靜坐，雙手相合，搓掌心50下，趁掌心熱時按壓雙側耳門，如此6次，連做3日。

治療時要心情淡然清淨，方能有效。

3. 空抖下巴治耳鳴

張開口，空抖下巴100下。每日數次。空抖下巴對耳鼓膜有按摩作用，能促進血液循環，從而消除耳鳴。

4. 拍捂法治耳鳴

用手掌根拍打太陽穴20下，然後用手掌捂住耳朵不漏縫，1分鐘以後突然鬆開。每日數次。

此法對緩解耳鳴有特效。

5. 搓耳改善聽力

每日搓耳朵80～100下，堅持一段時間，聽力會有所改善。

6. 山菊花枕防治耳聾

用野山菊花做成枕頭，每年換1次。長期枕菊花枕，可防治老年性耳聾。

對耳疾患者的提示與建議

1. 防治呼吸道感染，避免病菌進入鼓室，加重病情。

2. 不宜用力擤鼻，以免將病菌帶入耳咽管，加重耳病。

3. 鼓膜穿孔患者不宜游泳，洗頭時塞好耳道，勿讓進水。

4. 飲食宜清淡，戒除菸酒。

5. 多吃蘿蔔、雞肝、田螺、牡蠣等富含維生素A的食物。

6. 多吃瘦肉、木耳、蝦、蘑菇、豆類、綠色蔬菜等富含鋅和維生素D的食物。

7. 經常發火和暴怒易至耳聾，故宜樂觀開朗。

鼻 病

(一)鼻 炎

鼻炎有急性鼻炎、慢性鼻炎、過敏性鼻炎、萎縮性鼻炎、鼻竇發炎等幾種類型。

藥 療 方

1. 薏苡仁冬瓜皮治鼻竇炎

薏苡仁、冬瓜皮各50克，放入鍋內，加入適量清水，文火煮成粥。每日1劑，早、晚飯後1小時服用，7日為1個療程。

2. 絲瓜藤治慢性鼻炎

取霜打後的絲瓜藤（離地面20公分的主藤），陰乾後研成細末。每日早、晚空腹時取6克，用100毫升黃酒送服。15日為1個療程，中間休息5日。一般3個療程即可見效。

3. 菊花白芷治過敏性鼻炎

菊花、白芷各10克；大蔥、香菜、鮮薑各50克，洗淨，切碎。將上述諸物放入鍋內，加入適量清水，煎煮10分鐘即可，趁熱服下。每日早、晚各1次，連服5日。

此方對過敏性鼻炎，遇冷流清涕、打噴嚏有較好療效。

4. 牡丹皮治過敏性鼻炎

牡丹皮10克，先用冷水浸泡1小時，然後煎煮15分鐘即可。每晚1次服完，10日為1個療程。

此方適於陽亢型患者。

5. 茜草治過敏性鼻炎

茜草、紫草、旱蓮草各15克，放入鍋內，加入適量清水，煎汁。每日1劑，早、晚空腹服。

此方涼血解毒，適於一切過敏性疾病。

6. 黃蓍治過敏性鼻炎

黃蓍60克，放入鍋內，加入適量清水，煎汁。每日1劑，分3次服完。

用此方治癒後一般無復發。

7. 牛蒡子治慢性鼻竇炎

牛蒡子20克，先用冷水浸泡1小時，然後用文火煎2次，每次15分鐘，最後將2次的藥液混合即可。

每日1劑，早、晚分服，7日為1個療程，一般1～2個療程即可見效。

此方對風熱及陽亢熱盛患者療效滿意，對陰寒內盛患者或陽氣虧損患者療效欠佳。

8. 黃連黃柏治鼻竇炎

黃連、黃柏各10克，冰片1.5克。將黃連、黃柏放入鍋內，加入適量清水，文火煎2次，將2次的藥液混合，再煎至湯濃，趁熱加入冰片，攪勻，涼後滴鼻。每日3次，每次2～3滴。

理療方

1. 青苔治鼻炎

採新鮮青苔，敲去泥沙，用紗布包好，大小以正好塞入鼻腔為宜。先塞入一側鼻腔，15分鐘後取出，再塞入另一側鼻腔。

每日3次，連塞1週即可見效。

2. 巧用蔥白治鼻炎

取新鮮蔥白，洗淨，搗碎，取汁。先用棉籤蘸淡鹽水清潔鼻孔，然後將浸了蔥汁的小棉團塞入鼻孔內，停留數分鐘，當無感覺時再換新蔥汁棉團。

每日2～3次，每次塞1個小時左右。

3. 按摩穴位治鼻炎

將右手中指指腹按於印堂穴（見穴位注釋20）、食指端按於右側攢竹穴（見穴位注釋29）、無名指端按於左側攢竹穴，3手指同時沿逆時針方向按揉100下。

此法常做對治鼻炎有效。

4. 點按迎香穴治鼻炎

用雙手食指端的側面，同時按於雙側迎香穴（見穴位注釋27），各點按50下。

此法常做可緩解鼻炎症狀。

5. 按摩上迎香穴治鼻炎

每日早、晚各按摩上迎香穴（見穴位注釋50）1次，每次100下。堅持數月有效。

6. 搓鼻梁治鼻炎

雙手合掌，雙手大魚際（見穴位注釋16）近端放在鼻樑根上端兩側，從額頭至嘴唇往返推搓50下。

7. 冰片蜂蜜治萎縮性鼻炎

冰片3克，研成細末，放入容器內，加入適量蜂蜜，攪勻，用棉籤蘸此混合液塗於雙側鼻腔。每日3～5次。

8. 大蒜汁治鼻竇炎

大蒜適量，去皮，搗碎，取汁，加入少許食醋，攪勻即可。晚上臨睡前，先用鹽水洗淨鼻腔，再用脫脂棉球蘸此藥汁塞入鼻腔，左右鼻腔交替塞。

每日1次，7日即可見效。

（二）鼻部雜症

鼻部雜症主要有鼻乾、鼻塞、鼻出血等。

 食療方

1. 海帶治鼻出血

海帶30～50克，冷水浸泡，洗淨，切絲，放入鍋內，加入適量清水，煎湯，可酌加冰糖或白糖調味。每日3～4次，連服7日即可見效。

2. 豆腐砂糖治鼻出血

豆腐1塊，豬肉片7片，黑砂糖1匙。將上述食物放入鍋內，加入適量清水，煮熟即可。此方輕者1次、重者數

次見效。

3. 韭菜治鼻出血

韭菜100克，洗淨，搗爛，取汁，加入少許白酒，攪勻即可。夏天冷服，冬天溫服。

此方治各種鼻出血。

4. 藕根湯治鼻出血

取適量藕根，洗淨，曬乾，放入鍋內，加入適量清水，熬湯。每日2～3次。

 藥 療 方

玄參麥冬治鼻乾

玄參、麥冬各15克，川貝、黑芝麻各12克，生地、白芍、桑葉、枇杷葉各10克，丹皮、甘草各6克，薄荷3克。將上述藥物放入鍋內，加入適量清水，煎汁。每日1劑，分早、晚2次服用。

理 療 方

1. 拉捏鼻梁治鼻乾

用拇指、食指夾住鼻根兩側，用力拉捏20下。此法常做能促進鼻黏膜的血液循環，有利鼻黏液的分泌，有效緩解鼻乾。

2. 點按印堂穴治鼻乾

用食指或中指的指腹點按印堂穴（見穴位注釋20）20

下。此法常做可使嗅覺靈敏，鼻子不乾。

3. 點按迎香穴治鼻子乾

用中指或食指點按迎香穴（見穴位注釋27）20下。每日數次，可防治鼻子發乾。

4. 白蘿蔔水治鼻塞

白蘿蔔3～4個，洗淨，切塊，放入鍋內，加入適量清水，煮沸，用蒸汽薰鼻。

很快鼻子就能通暢，頭痛消失。

5. 叩擊枕部治鼻塞

嘴微張，下頜微收，用手掌側輕輕叩擊枕部（後腦勺枕骨突出處），連續叩擊20下，鼻塞即通。

此法簡單易行，見效快。

6. 雞蛋熱敷治鼻塞

將2個煮熟的雞蛋用柔軟的布包好，緊貼在鼻子的兩側，上下緩慢滾動，直到雞蛋冷卻為止。重複上面動作，每次20分鐘。

此法治鼻塞簡單，方便，有效。

7. 蔥汁止鼻出血

取新鮮大蔥綠葉剖開，以乾淨藥棉，蘸取蔥內膜上的汁液，待蔥汁滲濕棉球後，塞入出血一側鼻孔，並儘量用口呼吸。

8. 捏足跟止鼻出血

鼻出血時，馬上以拇指和食指捏壓腳後跟踝關節與足跟骨之間的凹陷處，左鼻出血捏右跟，右鼻出血捏左跟，即可止血。

9. 按壓耳後乳突止鼻血

左鼻出血，用左手中指按住左耳後乳突處；右鼻出血，則用右手中指按右邊相應位置。頭後仰，鼻孔朝上，以口換氣，約3分鐘，血可止住。

10. 按壓人中穴止鼻出血

將消毒棉球塞在人中後的上牙床上，然後用手指按壓人中穴（見穴位注釋26）3分鐘即可止血。因為鼻血來自鼻孔間的隔膜，所以按壓人中穴能有效地止住鼻出血，而且不用憋氣。

👉 **對鼻部雜症患者的提示與建議**

1. 鼻出血時應保持鎮靜，血壓高的出血者更應如此。
2. 忌食辛辣刺激性食物，戒除菸酒。
3. 天氣乾燥時可向鼻內滴入滴鼻液以預防。
4. 去掉挖鼻孔習慣，避免鼻腔黏膜損壞，導致出血。

喉　疾

(一)咽　炎

咽炎的主要症狀是，患者咽部不適或灼熱感，咽部充血、腫脹，吞咽時疼痛加重，下頜淋巴結腫大（有壓痛），有短促而頻繁的咳嗽等，氣候突變或遇乾冷的空氣

後，上述症狀加重。

食療方

1. 豆腐治咽炎

豆腐200克，放入少許鹽、醋、香油，拌勻即可。每日1次，3～5日即可見效。

2. 蜂蜜醋治慢性咽炎

蜂蜜、食醋各50克，芝麻油25克。將上述食物放入鍋內，攪勻，煮沸即可。

每日早、晚空腹時含一大口，然後緩緩咽下，連服數日可治慢性咽炎。

3. 洋蔥治咽炎

洋蔥8個，洗淨，切碎，搗爛，加入1000毫升牛奶，煮熟，再放入200克蜂蜜，攪勻即可。每隔1小時服1匙。

4. 鮮藕治咽炎

鮮藕500克，洗淨，榨汁，加入適量蜂蜜調勻即可。每日1次，連服數日。

5. 絲瓜治咽炎

嫩絲瓜500克，洗淨，切碎，榨成汁，加入少許冰糖，攪勻即可。每日3次，每次服1匙。

6. 生大蒜治咽炎

紫皮大蒜1頭，含在口中，開始含時不要咬破大蒜的外皮，適應後再邊含邊咬。

此法對咽炎有效。

7. 焦棗皮治喉炎

取5枚紅棗的皮，烤焦，放入碗中，沖入白糖水後服用。每日可服數次。

8. 西瓜皮治慢性咽炎

西瓜皮250克，放入鍋內，加入適量清水，煎汁，再加入少許冰糖，冷後服用。

藥療方

1. 金銀花治慢性咽炎

金銀花50克，桔梗2克，生雞蛋1個，食醋15克。先將食醋倒入鍋內，加入適量清水，煮沸，加入金銀花、桔梗，煮3～4分鐘，去渣後倒入蛋清熬成膏即可。每次1匙，每隔20分鐘1次。

2. 蘿蔔青果治咽炎

蘿蔔300克，青果10個，放入鍋內，加入適量清水，煎汁，當茶飲。每日1劑。

3. 麥冬白蓮子治慢性咽炎

麥冬、白蓮子各15克，放入鍋內，加入適量清水，煎汁，再放入少許冰糖，當茶飲。每日1劑。

此方對慢性咽炎、聲音沙啞等療效很好。

4. 綠茶治咽炎

取適量綠茶，用紗布包好，放入杯中，沸水沖泡，再加1匙蜂蜜，攪勻即可。用此茶漱口，然後緩緩咽下。每隔30分鐘1次，1日數次。

5. 大黃治急性咽炎

大黃3克，甘草1.5克，冰片0.3克。將上述藥物研成細末，噴於患處。每日2～3次，連噴數日即可見效。

6. 冰片治慢性咽炎

冰片20克，蜂蜜300克。將冰片研成細末，放入蜂蜜中，拌勻即可。每日5～6次，每次1匙，含於口中，浸潤咽喉部。

理療方

1. 紅葡萄酒治咽炎

用紅葡萄酒漱口，有很好的抗菌消炎作用。每日3～4次，堅持數日對咽炎有效。

2. 熱薑水漱口治咽腫

用熱薑水漱口，每日早、晚各1次，每次3分鐘，連漱5日即可見效。

此方可化解炎症、消除痛苦。如咽喉痛癢，可在熱薑水中加入少許食鹽。

3. 漱咽喉可治慢性咽炎

先深吸一口氣，然後將淡鹽水含於口中，仰頭漱咽喉，將氣流慢慢放出，通過咽喉時產生氣流過水的「咕咕」聲，並儘可能使局部發生震動。每日2～3次。

4. 揪耳垂治喉痛

用雙手手指揪雙耳的耳垂，有節奏的連續揪100下，揪完後喝一些白開水。每日3次。此法可使咽炎症狀減

輕，甚至消失。

5. 舌根運動治咽炎

閉口，舌尖抵牙齒，舌根正轉18下，再反轉18下，然後將口中津液分3次咽下。每日早、晚各做1次。

此法常做可收到藥物治療難以達到的效果。

對咽炎患者的提示與建議

1. 積極防治呼吸道疾病，戒菸戒酒。
2. 室內外空氣要新鮮，過冷或煙塵大時要戴消毒口罩。
3. 保持口腔衛生，常用淡鹽水漱口，每日4~5次。
4. 多喝開水，食物宜清淡，勿吃辛辣刺激性食物。
5. 不要勞累過度，應勞逸結合。

(二)咽癢、喑啞

咽癢、喑啞，常常會給中老年人帶來痛苦，應及早防治。

食療方

1. 醋煮雞蛋治喑啞

雞蛋3個，食醋250毫升。先將醋倒入鍋內，再將雞蛋洗淨，放入醋中，置火上煮10～15分鐘，雞蛋煮熟後去殼，再煮10～15分鐘即可。將雞蛋連同食醋一起服下。

此法可治嗓子暗啞。

2. 蜜薑末治暗啞

鮮生薑200克，洗淨，切成碎末，放入有蓋容器內，加入適量蜂蜜，以浸沒薑末為度。服用時取蜜薑末半匙，嚼細咽下。每日3～4次，2～3日後暗啞狀況即可緩解。

3. 香菜冰糖治暗啞

香菜30克，冰糖10克，茶葉、食鹽適量。將上述諸物放入碗內，用開水沖泡；然後將一塊燒紅的木炭，放入碗內，蓋好，5分鐘後去渣取汁即可。輕者1次，重者2～3次見效。

4. 香油白糖沖雞蛋治暗啞

將1個新鮮雞蛋打入碗內，加入適量香油和白糖，攪勻，沸水沖服。每日早、晚各1次，服用2～3日即可見效。

5. 海帶治暗啞

海帶、冰糖各500克。將海帶洗淨，切成小塊，煮熟後放入冰糖，浸漬1日即可服用。每日2次，每次適量。

6. 銀耳治聲音嘶啞

將銀耳泡洗乾淨，撕成小朵，用沸水焯一下撈出，加入少許食醋，拌勻即可。每日2次，食量不限，連服2日即可見效。

藥療方

1. 黃蓍蜜棗治暗啞

黃蓍15克，蜜棗6克。將黃蓍、蜜棗放入鍋內，加入

適量清水，煎汁，當茶飲。每日1劑，一般服用3～6日即可見效。

此方適於肺氣虛乏所致喑啞，陰虛內熱者忌用。

2. 半夏治喑啞

半夏15克，放入鍋內，加入適量清水，煎煮20分鐘，去渣，加70毫升食醋，待藥液稍涼時，加入2個雞蛋清，攪勻即可。每日1劑，一般服用2～3日即可見效。

 ## 理療方

1. 摩擦耳朵緩解咽癢

用小拇指從耳朵的中心開始，沿著耳朵的輪廓向外旋轉摩擦，一直到耳朵的外沿。如此反覆多次，能起到緩解咽癢的作用。

2. 按揉穴位治咽癢

用食指和中指分別按揉大椎穴（見穴位注釋36）、天突穴（見穴位注釋61），每日1～2次，每次15分鐘。按揉時，一邊揉，一邊配合呼吸，將唾液吞咽下去。

對喑啞患者的提示與建議

肺癌、縱隔腫瘤、食管癌、甲狀腺癌等惡性腫瘤，因壓迫或侵犯支配聲帶活動的喉神經，從而導致聲帶麻痹，出現喑啞。所以中老年人出現喑啞，應高度警惕，及時去醫院檢查治療。

口 腔 病

一、口舌病

口舌病不僅會給中老年人帶來痛苦，而且還嚴重影響中老年人的正常生活，不利於健康，故應及時治療。

食療方

1. 白蘿蔔汁治口腔潰瘍

白蘿蔔1000克，搗爛，榨汁，慢慢含服。每日5～6次，連服7日即可見效。

2. 白菜根治口腔潰瘍

白菜根60克，蒜苗15克，紅棗10枚。將上述食物放入鍋內，加入適量清水，煎湯。每日2次。

3. 黃瓜汁防治口腔潰瘍

黃瓜500克，洗淨，切碎，榨汁。每日早晨1次服完。此方常服對口腔潰瘍有防治作用。

4. 海帶治口腔潰瘍

海帶適量，泡洗乾淨，切絲，上鍋蒸熟，放入作料（也可加洋蔥、胡蘿蔔等）調味即可。於每日晚餐時服用。此方常服可治口腔潰瘍。

5. 白糖香油治口腔潰瘍

鮮雞蛋1個，打入碗內，放入適量白糖、香油，攪

匀，用沸水邊沖邊攪，然後服用。

6. 苦瓜治口腔潰瘍

鮮苦瓜160克，洗淨，切絲，放入杯中，開水沖泡當茶飲。每日1劑，一般3～5日即可見效。

7. 黑白木耳治口腔潰瘍

黑木耳、白木耳、山楂各10克，放入鍋內，加入適量清水，煎煮10分鐘即可，吃木耳喝湯。每日1～2次。

8. 薄荷粥去口臭

鮮薄荷葉30克，洗淨，煎汁；粳米50克，淘淨，放入鍋內，加入適量清水，煮粥，待粥將熟時，倒入薄荷葉汁，煮沸即可。

此方常服可去口臭。

藥療方

1. 五倍子綠茶治口腔潰瘍

五倍子10克，綠茶1克，蜂蜜25克。將五倍子放入鍋內，加入適量清水，煎煮10分鐘，加入綠茶和蜂蜜，再煮5分鐘即可。

每日1劑，分2次服完，連服3日。

2. 決明子治舌裂

決明子12克，放入杯中，沸水沖泡當茶飲。每日1劑，連服數日即可見效。

3. 雞血藤枸杞子治溝紋舌

雞血藤、枸杞子、女貞子、菟絲子、何首烏各20克，

車前子15克，雲苓、玉竹各10克，甘草7克。

將上述藥物放入鍋內，加入適量清水，煎汁。每日1劑，分早、晚2次服用。

4. 蒲公英治地圖舌

蒲公英、生山藥、百合、天花粉各15克，茯苓12克，半夏、雞內金各10克，陳皮6克，甘草3克。

將上述藥物放入鍋內，加入適量清水，煎汁。每日1劑，分早、晚2次服用，7日1個療程。

5. 石斛治舌光少苔

石斛、山藥各18克，麥冬15克，冰糖30克。將上述藥物放入鍋內，加入適量清水，煎汁。每日1劑，分早、晚2次服用，服用3～7日即可見效。

6. 石榴治口腔潰瘍

石榴果適量，連肉帶子搗爛，用開水浸泡，涼後取水含漱，1日數次。

此法治口腔潰瘍效果好。

7. 茵陳蒿治口腔潰瘍

茵陳蒿30克，放入鍋內，加入適量清水，文火煎10分鐘，當茶飲。每日1劑，3日為1個療程，一般1～2個療程即可見效。

8. 黨參桂花防口臭

乾桂花12克，山楂6克，黨參3克。將上述諸物放入鍋內，加入適量清水，煮沸，改小火煮20分鐘，去渣後加入少許冰糖，涼涼，當茶飲。

此方適於體質虛寒、胃寒人群。

9. 厚朴蒼朮除口臭

厚朴、蒼朮各10克，放入鍋內，加入適量清水，煎汁。每日1劑，2～3日即可消除口臭。

10. 雙花天冬治口臭

雙花、天冬、生地各15克，黃芩、丹皮、知母、桔梗、茯苓、半夏各10克，大黃、黃連、甘草各6克。

將上述藥物放入鍋內，加入適量清水，煎汁。每日1劑，分早、晚2次服用，一般7日即可見效。

11. 藿香治口臭

藿香15克，蒼朮10克。將上述藥物放入鍋內，加入適量清水，煎汁，放入少許冰片即可。每日含漱3～4次。

12. 熟地茯苓治口腔黏膜白斑

熟地、茯苓各20克，石斛15克，山藥、丹皮、澤瀉、山萸肉、麥冬、半夏各10克，肉桂3克。

將上述藥物放入鍋內，加入適量清水，煎汁。每日1劑，分早、晚2次空腹服用。

理療方

1. 雞蛋油治口瘡

將雞蛋煮熟，取出蛋黃，放入鍋內，加入少許香油炒，油出來後放入少許冰片，攪勻即可。蘸取此油塗於患處，可治口瘡。

2. 黃瓜霜治口瘡

黃瓜1條，在其中部開1個約5公分的長方形口，取出

大部分瓜瓤，將明礬粗末填入瓜內，封口，懸吊於蔭涼處。待皮上出霜時，可分次取霜，然後加入少許冰片攪勻即可。

用時取黃瓜霜少許塗患處，每日2次，效果很好。

3. 西洋參片治口腔潰瘍

取西洋參片1片，貼於潰瘍面上，或將西洋參片嚼成泥狀敷在潰瘍處15分鐘。

每日3次，3～5口即可見效。

4. 茱萸治舌頭潰爛

吳茱萸適量，研細末，用醋調成糊狀，加熱後敷於雙足湧泉穴，用紗布包好，24小時換1次，數日見效。

5. 明礬治頑固性口腔潰瘍

明礬6克，白糖4克。將明礬、白糖放入瓷器內，用文火加熱，待其融化成膏後，冷卻即可。用棉球蘸之塗於潰瘍面上，每日1～2次。

此方可清熱解毒，生肌止痛，適於治頑固性口腔潰瘍。

6. 六神丸治口腔潰瘍

六神丸30粒，研細末，用涼開水調成稀糊狀，用棉籤蘸之塗於潰瘍面上。每日3～4次，一般用藥5分鐘即可止痛。

7. 生大黃治唇裂

生大黃6克，生雞蛋2個，蜈蚣5條。將雞蛋煮熟，取出蛋黃，放入麻油中炸黑去渣，再放入生大黃炸黑去渣；蜈蚣烘乾，碾碎後放入油內調勻即可，用此油外擦患處。每日3～4次。忌食辛辣。

8. 貼臍法治口腔潰瘍

細辛5克，研成細末，用陳醋調成糊狀，貼敷肚臍，外用紗布包好。每日換藥1次，3～5次即可見效。

9. 冰牛奶治口腔潰瘍

用棉球蘸冰鎮過的牛奶，輕壓潰瘍15分鐘。冰牛奶的低溫可以起到消炎作用。而牛奶中的蛋白質能夠加速傷口的癒合。

10. 塗敷蜂蜜治口腔潰瘍

蜂蜜30克，硼砂3克，混合，拌勻，塗敷於患處。每日3次，連用5日即可見效。

11. 醋漱口治口腔潰瘍

每日飯後半小時，用10毫升食醋漱口。每日3次，對復發性口腔潰瘍療效較好。

12. 熱薑水治口腔潰瘍

用熱薑水漱口，每日2～3次，一般6～9次即可見效。

13. 小檗鹼治唇炎

紅黴素眼膏1支，小檗鹼2片。將小檗鹼研末，調入眼藥膏中，輕輕塗於唇部，再按摩片刻。

此方不僅能消炎、滋潤口唇，且能防止患者舔唇，療效頗佳。

14. 走路治老人流口水

每日清晨，穿上薄底鞋，在鵝卵石路上來回走，每次最少走1200步；傍晚時按上述要求再走1次。如此長期堅持，可治癒老年人流口水的頑疾。

對口舌患者的提示與建議

1. 應積極防治感染性疾病、消化系統疾病、呼吸系統疾病和心血管疾病。

2. 注意口腔衛生，早、晚刷牙，飯後漱口。

3. 飲食宜清淡，少量多餐，多吃水果、蔬菜，多喝開水。

4. 少吃筍類、醃製品、柿子、蟹類及辛辣食物。

5. 生活規律，不操勞過度，樂觀開朗。

(二)牙科病

牙科病主要有牙痛和牙周炎。牙痛多是由牙髓發炎引起，遇冷熱刺激疼痛可擴散到頭、頸等處；牙周炎主要是由牙齒不潔、細菌感染、創傷，以及內分泌失調、營養不良、某些慢性疾病等引起，主要症狀為牙齦紅腫、溢膿，咀嚼或刷牙時出血。

 食療方

1. 皮蛋腐竹粥治牙痛

皮蛋2個，水發腐竹60克，鹹瘦豬肉100克，大米50克。將上述食物放入鍋內，加入適量清水，煲粥。每日1劑，連服3日即可見效。

此方適於虛火齲齒牙痛人群。

2. 苦瓜治實火牙痛

苦瓜1條，切碎，搗爛如泥，放入白糖，拌勻，醃漬2小時即可。1次服完，連服3次即可見效。

3. 核桃仁治牙痛

核桃仁50克，白酒100克。將酒煮開，倒入碗內，放入核桃仁浸泡，蓋嚴。涼後取出核桃仁，慢慢嚼服。

4. 蓮心治牙痛

蓮心6克，冰糖10克。將蓮心、冰糖放入鍋內，加入適量清水，文火煮15分鐘，當茶飲。每日1劑，2日即可止痛。此方適於心火過盛牙痛人群。

5. 南瓜根治牙齦萎縮

南瓜根30克，綠豆60克。將南瓜根、綠豆放入鍋內，加入適量清水，煎湯。每日1劑，分早、晚2次服用。

藥療方

1. 生地治虛火牙痛

生地100克，大米50克，白糖適量。將生地、大米放入鍋內，加入適量清水，煮成粥，加入白糖即可。溫後服用。每日1劑。

2. 鈣片治牙痛

齲齒牙痛時，只要將1片普通的鈣片放到嘴裡嚼碎，便可止痛。此法簡單易行，見效快，又省錢。

3. 丁香治牙痛

丁香10粒，研成細末，牙痛時將藥末放入牙縫，數秒

鐘即可止痛。牙痛嚴重者,可用2～3次。

4. 車前草治牙周炎

車前草30克,薄荷15克,綠皮鴨蛋1個。將車前草、薄荷放入鍋內,加入適量清水,煎汁,再放入鴨蛋煮熟,最後加入少許鹽即可,吃蛋喝湯。每日1次。

此方對牙齦紅、腫、熱、痛有效。

5. 金銀花治牙齦腫痛

金銀花15克,甘草10克。將金銀花、甘草放入鍋內,加入適量清水,煎汁。每日1劑,分早、晚飯前服用,連服3日。

6. 菊花治牙槽膿腫

菊花、甘草、烏賊骨各30克。將烏賊骨搗碎,與菊花、甘草一同放入沙鍋內,加入適量清水,浸泡30分鐘,然後以大火煎20分鐘即可。

每日早、晚飯前1小時各服1次。服藥期間忌菸酒、辛辣刺激性食物。

7. 蘆根治牙齦出血

蘆根15克,放入鍋內,加入適量清水,煎汁。每日1劑,分3次服完,一般2～3日即可見效。

 ## 理 療 方

1. 醋鹼合劑治牙痛

10份醋,1份鹼。先將醋燒開,再放入鹼燒開,等鹼完全融化後關火,涼後裝入瓶內密封。牙痛時蘸此汁塗於

患處。每日3次，2日即癒。

2. 醋茶漱口治牙痛

茶葉5克，沸水沖泡10分鐘，然後將茶水倒入碗中，放入1匙醋，攪勻。每日用此水漱口3次，牙痛即可得到緩解。

3. 緩解牙痛

普通白酒100克，食鹽10克。將白酒倒入鍋內，加入食鹽，攪勻，待鹽完全融化後燒開。溫後含一口在疼痛的地方，不要咽下去，堅持幾分鐘，牙痛就止住了。

4. 白酒花椒水治牙痛

白酒50克，花椒10克。將花椒放入鍋內，加入適量清水，煮5分鐘，然後倒入白酒，完全涼後，去花椒，裝入瓶中即可。牙痛時用棉球蘸取此水置於牙痛處並且咬住，牙痛很快就能止住。

5. 醃慈姑治牙痛

慈姑適量，洗淨，連皮切成薄片，放入少許食鹽，拌勻，醃1日即可。牙痛時取適量慈姑片，緊咬於牙痛處，數分鐘後牙痛可止。

6. 麝香止痛膏外用治牙痛

用拇指按壓合谷穴（見穴位注釋3）數次後，剪1塊大小合適的麝香止痛膏貼於合谷穴，一般1次見效。

7. 核桃樹根治牙齦腫痛

核桃樹根100克，放入鍋內，加入適量清水，煎汁。取此汁液含於口中，15分鐘後，吐掉。每日3次，一般1～3日即可見效。

8. 含醋漱口治牙周炎

食醋50毫升，加入適量涼開水，攪勻，含漱。1日數次。此方治牙周炎有很好的效果。

9. 大蒜敷齒防治牙周炎

大蒜適量，洗淨，搗成泥，加入適量清水，調成糊狀，敷在牙齦上，每次約10分鐘。大蒜既有殺菌消毒、保護牙床、預防牙周病的作用，又能促進牙齦的再生。

10. 按摩治牙周炎

早上起床後，用手指蘸食鹽按摩牙齦，上下左右、內外前後，持續2分鐘，然後用清水漱口。此法連做1個月即可見效。

11. 揉摩治牙周炎

雙手搓熱，在兩側面頰、口唇上輕輕揉摩，直至局部有熱感為止。每日3次，每次5～10分鐘。

注意動作要輕、緩、平穩。

☞ 對牙科患者的提示與建議

1. 飲食宜清淡，多吃新鮮蔬菜和水果，少食辛辣食物。

2. 保持口腔清潔，早、晚刷牙，飯後漱口。

3. 飯後吃鮮梨可按摩齒齦，對防止牙齦充血、萎縮，改善口腔末梢血液循環有好處。

4. 儘量避免用單側牙齒咀嚼食物，以免廢用側牙齦、牙周膜、牙槽骨等因缺乏功能性刺激而退變。

5. 經常叩齒，可使牙齒堅固，使牙周組織保持健康。

十

骨傷科及 風濕性疾病

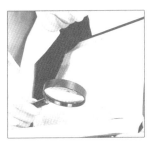

GUSHANGKE JI FENG SHI XING JIBING

頸 椎 病

頸椎病是一種由頸部脊柱發生退行性病理改變所引發的疾病，多發於中老年人。

其主要症狀是，患者頸部發僵，頸肩背疼痛，頸項不能後背，肩臂部有放射性疼痛或麻木感；常常會出現頭暈、頭痛、眼花、耳鳴、記憶力減退、睡眠障礙、視物不清或複視，頭轉動時眩暈、噁心，經常性的落枕等。

藥療方

1. 參棗粥治頸椎病

人參3克，紅棗15克，粳米50克，白糖適量。將人參研成細末，再將紅棗、粳米放入鍋內，加入適量清水，煮粥，粥好後放入人參末、白糖，拌勻即可。每日1劑。

2. 黃蓍桂圓粥治頸椎病

黃蓍、桂圓肉各20克，粳米50克，白糖適量。將黃蓍切片，放入鍋內，加入適量清水，煎汁，去渣後放入粳米、桂圓肉，煮成粥，最後放入白糖即可。

此方適於氣血不足的頸椎病人群。

3. 山楂丹參粥治頸椎病

山楂、粳米各50克，丹參15克，冰糖適量。先將丹參放入鍋內，加入適量清水，煎汁，去渣後放入粳米、山楂，文火熬成粥，最後放入冰糖即可。每日1劑。

4. 黃蓍湯治頸椎病

黃蓍 12 克，芍藥、桂枝各 9 克，生薑 10 克，紅棗 4 枚。將上述諸物放入鍋內，加入適量清水，煎湯。每日 1 劑，分早、晚 2 次服用。

理療方

1. 羊骨酒治頸椎病

羊骨頭 100 克，白酒 500 毫升。將羊骨頭砸碎，炒黃，浸泡於白酒中，密封 3 日即可。用此汁液塗擦頸部。每日 3 次，堅持用半個月即可見效。

2. 敷薑汁治頸椎痛

取生薑適量，切碎，搗成泥狀，裝入布袋中，在熱水裡搖盪數次，使薑汁滲透到水裡，再將毛巾浸入薑汁水中，稍擰後敷於頸部，可有效緩解頸部疼痛。

3. 艾葉熱敷治頸椎病

艾葉一把，食醋 200 毫升，白酒 100 毫升。將艾葉、食醋放入鍋內，加入適量清水，煮 10 分鐘，放入白酒，攪勻即可。

用毛巾浸此汁液，熱敷頸、肩、背部肌肉，按壓有明顯酸痛處，毛巾以熱而不燙為度。每日 2 次。

4. 按揉穴位治頸椎病

用拇指或食指依次按揉風池穴（見穴位注釋 21）、肩井穴（見穴位注釋 1）、腕骨穴（見穴位注釋 43），手法由輕漸重。每日早、晚各 1 次，每次按揉 3～5 分鐘。

5. 敲擊手三里防治頸椎病

左手握空心拳敲擊右手臂的手三里（見穴位注釋44）108下，不要用力過大。每敲6下，做1次呼吸（1～3下為吸氣，4～6下為呼氣，以此類推）；然後換右手敲擊左臂手三里。

6. 手臂操治頸椎病

身心放鬆，雙臂自然垂於兩側；雙腳併攏立正。向前邁出左（或右）腳，前腳跟離後腳尖約半個腳掌的距離，兩腳間相距一個半腳掌寬，以保持身體穩定。雙臂緩慢向前向上舉至與肩同高同寬，停留2秒鐘，再向後向外展開，頭向前緩慢伸至可承受的最大程度，停留2～3秒。雙臂按原線路返回，頭緩慢恢復至原位。

每日做1～2次，每次10分鐘。

7. 簡易頸椎操

第一節：頭先向前向下緩緩移動至可承受的程度後恢復至原位，重複1次。

第二節：頭向左向下緩緩移動至可承受的程度後恢復至原位，再向右向下緩緩移動至可承受的程度後恢復至原位。

第三節：頭轉向右側至可承受的程度後，向上至正中位置，再向左側至可承受的程度後按原路返回。

每日做2次，每次5～8分鐘。

8. 拍肩防治頸椎病

取站立位，兩腳分開，與肩同寬，甩動雙手交替拍打肩胛與頸椎交界處，左手拍右肩，右手拍左肩。每日早、

晚各1次，每次3～5分鐘。

拍肩運動有舒筋活血之功效，長期堅持做此運動，定會收到好的效果。

9. 用頭寫字治頸椎病

閉上眼睛（防止眩暈），身體不動，用頭在空中書寫「鳳」字。每日做2次，每次寫10遍。

此字筆劃複雜，可使頸椎各部環節都得到運動。

10. 黃豆枕治頸椎病

取2公斤小黃豆，曬乾，裝入1個寬約15公分，長約30公分的布袋裡，做成1個黃豆枕。晚上睡覺時，將枕中間弄成一個坑（1個拳頭的凹坑），使兩肩頂住枕兩邊，取仰臥姿勢。

黃豆枕可對頸部起到按摩作用。此枕堅持使用一段時間，定會收到滿意效果。

11. 小圓枕防治頸椎病

做1個小圓枕，直徑不超過10公分，枕內塞滿穀糠或小米。睡覺時將小圓枕緊貼頸後靠近背部，使頭部儘量向上、向後仰。也可採用側臥姿勢，但須使病側朝上。

此枕堅持使用一段時間，定會收到滿意效果。

12. 跌打丸治落枕

跌打丸2～3丸，加入適量白酒化成膏狀，攤於紗布上，外敷患處，用膠布固定，上面再放上熱水袋保暖。12小時換藥1次。

13. 薑醋汁熱敷治落枕

醋300～500毫升，薑汁100毫升。將醋、薑汁一同放

入鍋內，加熱至沸騰後，將毛巾浸入其中泡一會，然後擰成半乾敷於頸部肌肉疼痛處，敷30分鐘。

為了保持熱敷的溫度，可用2塊毛巾輪換進行。在熱敷的同時，配合脖頸轉動鍛鍊及按摩痛點效果更好。

14. 按壓穴位治落枕

患者俯臥於床上，按壓者用拇指按壓患者的承山穴（見穴位注釋54）。

用指壓法按壓疼痛明顯的一側穴位，以患者能忍受為度。同時轉動患者頸部，幅度由小到大。每日1次，每次20分鐘左右。

15. 旋轉腳趾治落枕

把落枕側的腳抬起，將腳拇趾掰開，按順時針或逆時針方向慢慢地旋轉、按摩，約每秒鐘一圈，會有脹痛的感覺。按摩10分鐘左右，以感到脖子疼痛緩解為宜。

如果腳拇趾肌肉緊繃，說明脖子出現了肌肉扭傷，需要上醫院診治。

☞ 對頸椎病患者的提示與建議

1. 堅持每日做頸部功能鍛鍊，每次不少於10分鐘。

2. 伏案工作不能過久，應每隔1~2小時活動一下頸部。

3. 咽喉有病當早治，以防引起或加重頸椎病。

腰椎間盤突出

腰椎間盤突出是中老年人的常見病症，嚴重影響中老年人的日常生活，應積極的防治。

 理療方

1. 牛膝治腰椎間盤突出

牛膝、杜仲各 10 克，當歸、川芎各 12 克，甘草 15 克，白朮 20 克。

將上述藥物裝入布袋內，加熱後敷於患處（勿燙傷皮膚）。每日 1 次，每次 20 分鐘，連敷 7 日。

2. 面壁下蹲治腰椎間盤突出

兩腳分開，與肩同寬，腳尖向外成八字形，面部、胸部、膝部、腳尖貼近牆壁，兩手臂伸開，掌心貼牆壁，慢慢下蹲。下蹲時兩腳能移動，兩膝逐漸向外分開，而且依然貼著牆壁，蹲下後再慢慢站起。重複此動作。

在下蹲、站起過程中，面、胸、膝、腳尖儘可能貼近牆壁。堅持做一段時間，可改善腰椎間盤突出。

3. 反弓腰治腰椎間盤突出

仰臥床上，腰部墊枕，使腰部成反弓狀態。反弓腰的目的是恢復腰椎生理弧度，減輕「突出」程度與神經受壓程度。每日 3 次，每次 15 分鐘。

4.抻腰治腰椎間盤突出

仰臥，雙腿併攏，腳尖盡力向上勾，腳跟下抻，兩臂向頭上方伸直，使身體成一直線，用力抻腰。反覆做15次。每日早晨起床前和晚上睡覺前各做1次，連續做1週即可見效。

5.小跳能治腰椎間盤突出

人體立直，雙臂自然下垂；先是左腳落地，右腳抬起，身體朝左傾斜；然後右腳落地，左腳抬起，身體向右傾斜，就這樣小跳20分鐘。堅持一段時間必有效果。

肩 周 炎

肩周炎的主要症狀是，患者常覺肩部酸痛或鈍痛，且疼痛向上臂外側及前臂放射；肩臂活動受限，甚至梳頭、穿衣都有困難；肩部肌肉萎縮，並有廣泛性壓痛。

 食療方

1.黑木耳酒治肩周炎

黑木耳250克，白酒適量。將黑木耳浸泡於白酒中，密封3～4日即可服用。每日吃飯時喝一點，堅持服用1～2個月即可收到滿意效果。

2.桑葚酒治肩周炎

鮮桑葚250克，木瓜100克，紅棗50克，冰糖90克，

白酒3000毫升。

將桑葚、木瓜、紅棗、冰糖一同浸泡於白酒中，密封半個月即可服用。每日2次，每次15毫升。

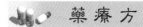 藥 療 方

1. 山萸肉治肩周炎

山萸肉30克，放入沙鍋內，加入適量清水，煎汁。每日1劑，分早、晚2次服用。

2. 竹花治肩周炎

乾竹花50克，放入鍋內，放入適量清水，武火煮沸，改文火再煮20分鐘即可，溫後服用。每日2次，堅持服用1個月，肩周炎可癒。

3. 鳳仙花巧治肩周炎

取一整棵連根白鳳仙花，洗淨，晾乾，搗碎，放入碗內，加入少許白酒，攪勻即可。晚上睡覺前，將此汁液稍用力塗於肩部。每日1劑，1次用完，連續塗擦1週，肩周炎可明顯好轉。

 理 療 方

1. 按揉關衝穴緩解肩周炎

每日按揉關衝穴（見穴位注釋25）數次，可以使肩部血液通暢，從而使肩周炎症狀得到緩解。

2. 揉按肩部穴位治肩周炎

每日多次揉按肩部肩貞穴（見穴位注釋45）、肩髃穴（見穴位注釋46）、肩井穴（見穴位注釋1），肩周炎就會漸漸自癒。

3. 脊柱彎曲治肩周炎

兩腳直立，舉起雙臂，脊柱向下彎曲，椎骨（頸椎、胸椎、腰椎） 節一節依次彎曲，彎到極限時，後振雙臂，整個過程中兩腿不屈。

堅持做，可使肩周炎明顯好轉。

4. 拉毛巾治肩周炎

拿條長毛巾，兩隻手各拽一頭，分別放在身後，一手在上，一手在下，像搓澡似地拽它，動作由小到大。每日堅持做幾次，可使肩周炎逐漸好轉。

5. 下蹲治肩周炎

兩腳分開，與肩同寬，兩臂向前伸直，上身儘量保持直立，兩腿緩慢下蹲，再站起，連續做20次。

堅持做此動作可使肩周炎痊癒。

6. 攢拳巧治肩周炎

把胳膊抬起來，抬到疼痛的位置，將手的五指伸開，由小拇指到大拇指依次收回，攢成拳頭，停留2～3秒再放開手。重複上面動作，直到手臂酸困為止，左肩痛時攢左手，右肩痛時攢右手。

此法有空就做可治肩周炎。

☞ 對肩周炎患者的提示與建議

1. 功能鍛鍊是恢復肩周功能的關鍵，要合理運動肩關節，忌局部固定時間過長。

2. 不宜穿高跟鞋和過於窄小的鞋。

3. 積極預防和治療肩外病，如頸椎病等。

關 節 炎 、 腱 鞘 炎

關節炎有風濕性關節炎和類風濕性關節炎之分，二者都是由於長期受寒受濕、關節疲勞過度、外傷感染等原因引起。腱鞘炎又叫腱鞘囊腫，多發於中老年人的手腕、腳腕、肘關節等處。

食療方

1. 酒泡葡萄乾治關節炎

葡萄乾適量，置於淺的器皿內，倒入少許白酒浸沒，不封蓋，浸泡7日即可，期間略作攪拌。將製好的葡萄乾放進有蓋的瓶內，每日服20～30粒，服用數週即可見效。

2. 蔥頭粳米粥治關節炎

蔥頭30克，淡豆豉10克，粳米100克。將上述食物放入鍋內，加入適量清水，煮成粥，溫後服用。每日2次。

此方適於肘、腕、膝、踝等關節疼痛，游走不定，伸屈不便等症候。

3. 金針治風濕性關節炎

金針30克，豬蹄1只。將金針、豬蹄放入鍋內，加入適量清水，燉熟，再放入適量黃酒即可。每隔3日服用1次，服用3～5日即可見效。

4. 桑葚治風濕性關節炎

鮮桑葚500克，白酒1000毫升。將桑葚浸泡於白酒中，密封1週即可服用。

每日早、晚各15克。

藥療方

1. 桂枝肉桂粥治關節炎

桂枝10克，肉桂2～3克，粳米50克，紅糖適量。將肉桂、桂枝放入鍋內，加入適量清水，煎汁，去渣後放入粳米和紅糖，煮成粥即可。每日1劑，分早、晚2次服用，5日為1個療程。

陰虛火旺的人忌用此方。

2. 雲苓蒼朮治關節炎

雲苓、蒼朮各20克，木瓜15克，薏苡仁30克，粳米60克。將薏苡仁、雲苓、蒼朮、木瓜放入鍋內，加入適量清水，煎汁，去渣後放入粳米，煮成粥即可。每日1劑，分2次服完。

此方適於痹症關節痛、肢體麻木、周身倦怠等症。

3. 陳皮辣椒酒治關節炎

陳皮、小紅辣椒各10克，白酒500毫升。將辣椒、陳皮浸泡於白酒中，密封7日即可服用。每日3次，每次2毫升。

4. 黃精枸杞子治關節炎

黃精、枸杞子各9克，放入鍋內，加入適量清水，煎汁。每日1劑，分早、晚2次服用。

5. 馬齒莧酒治關節炎

馬齒莧、白酒各500克，裝入小罐子裡，密封埋入地下，半月後取出服用。

每日2次，每次25克，連服10日。

6. 爬山虎藤治關節炎

爬山虎藤30克，放入鍋內，加入適量清水，煎汁。每日2次。

7. 木防己治類風濕性關節炎

木防己60克，高粱酒1000毫升。將木防己浸泡於高粱酒中，密封10日即可服用。每日2～3次，每次10～20毫升，10日為1個療程，療程之間需隔4～5日，連續服藥3個療程即可見效。

8. 車前草治痛風性關節炎

鮮車前草15克，放入鍋內，加入適量清水，煎汁。每日1次，連服15日即可見效。

9. 葛根防痛風性關節痛

生葛根50克，放入鍋內，加入適量清水，煎汁，當茶飲。每日1劑。

理療方

1. 紅花治骨性關節炎

紅花200克，60度白酒1000毫升。將紅花浸泡於白酒中，密封1週即可。用紗布蘸藥液敷在疼痛部位，在其上覆蓋熱毛巾或熱水袋。每日2次，每次30分鐘，10日為1個療程。

2. 川烏草烏治膝關節炎

川烏、草烏、大黃、黃柏、梔子各20克，研成細末，加入適量生薑和馬鈴薯，搗成糊狀，外敷患處。12個小時後洗掉，並按摩患處15分鐘。每日1次，皮膚過敏者勿用。

3. 蒼耳子治關節疼痛

蒼耳子適量，搗爛成泥，敷於患處，用紗布包好。敷40分鐘即可，敷後拔出的水泡越大，效果越好。

4. 芙蓉葉治痛風性關節炎

芙蓉葉、生大黃、赤小豆各等分，研成細末，按4：6之比例加入凡士林，調成膏，敷於患處。每日1次，10日為1個療程。

5. 梔子治痛風性關節炎

梔子25克，放入碗內，加入1個雞蛋的蛋清，再加入適量白酒，調成糊狀，敷在痛處，用紗布包好。每日換1次，一般3日即可見效。

6. 治急性關節炎

蔥白50克，切碎；陳醋1000毫升。將陳醋放入鍋

內，煎煮10分鐘，放入蔥白，再煎2沸，去渣後用紗布浸醋液趁熱敷於患處。每日2次。

7. 繩毽運動治關節炎

每日早晨，在戶外做跳繩、踢毽子運動，每項運動做10分鐘。

堅持做一個冬春的鍛鍊，關節炎可明顯好轉。

8. 韭菜治風濕性關節炎

韭菜根100克，辣椒10克，食鹽30克。將上述諸物放入鍋內，加入適量清水，煎汁，用此汁液擦洗患處。每日3次，每次10～15分鐘，一般2～3日疼痛減輕。

9. 仙人掌治腱鞘炎

選擇1塊仙人掌（大小以能覆蓋患處為好），除去毛刺，將一面的表皮層刮掉，直接敷於患處，用膠布固定。隔日換1次新鮮的仙人掌，一般換3次，腫塊便可縮小，疼痛消失。

10. 貼膏藥治腱鞘囊腫

在患處貼上具有舒筋活血功能的膏藥（如傷濕去痛膏、麝香虎骨膏等），然後烤電，每次烤30分鐘。如烤電不方便，用熱水袋加溫，同樣可使藥力滲入患處。

☞ 對關節炎、腱鞘炎患者的提示與建議

1. 避免寒冷、潮濕、外傷、精神刺激等誘發因素。

2. 飲食要清淡，多食含優質蛋白質、維生素和礦物質的食物。少食脂肪及動物內臟，少喝火鍋湯及肉湯，少飲

啤酒。

　　3. 吃石榴有利關節功能的恢復，香蕉不宜多吃。

　　4. 適度運動，避免過勞，避免感冒，勿亂服減肥藥。

骨 質 疏 鬆

　　骨質疏鬆是中老年人的常見病症，此病發病隱匿且緩慢，無骨折等併發症時多無症狀，部分患者可出現肌肉萎縮、駝背、身長縮短、易骨折等問題。

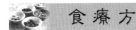 食 療 方

1. 山楂紅棗粥治骨質疏鬆

　　山楂、紅棗、蓮子各30克，薏苡仁、粳米各50克，冰糖適量。

　　將上述食物放入鍋內，加入適量清水，煮成粥。每日1劑。此方常服有效。

2. 排骨黃豆治骨質疏鬆

　　排骨500克，黃豆100克。將排骨、黃豆放入鍋內，加入適量清水，煮至軟爛、湯濃即可。每週2次。

　　此方適於老年骨質疏鬆、風濕痹痛等。

3. 吃玉米防骨質疏鬆

　　玉米含磷豐富，常吃玉米可大大改善骨質，有效預防骨質疏鬆，使牙齒堅固。

4.吃蹄筋防骨質疏鬆

中老年人常吃蹄筋和肉皮，能夠保證人體對膠原蛋白的需要，從而起到預防骨質疏鬆的作用。

☞ 對骨質疏鬆患者的提示與建議

1. 加強飲食營養，適當多吃些富含鈣、磷、蛋白質的食物，如豆腐、豆芽、牛奶等；吃飯不宜過飽，長期飽食易患骨質疏鬆。

2. 堅持體育鍛鍊，多在戶外活動，多曬太陽。

3. 不要肩抬或手提重物，不宜做過多的彎腰動作，走路不要太快，以防跌倒造成骨折。

骨 刺 、 骨 質 增 生

骨刺、骨質增生常見於腳跟及某些關節部位，病發時行走不便或動輒疼痛難忍，活動受限。

藥療方

1.草丹參治骨刺

草丹參20克，放入鍋內，加入適量清水，煮沸，溫後當茶飲。堅持服用1個月，骨刺可自消。

2. 丹皮治骨質增生

丹皮（牡丹的根皮）40克，先用冷水泡1個小時，再用文火煎2次，每次15分鐘。將2次煎液混合在一起，分3次服用。7日為1個療程，一般1～2個療程即可見效。

此方對陽熱亢盛患者，有效率達100%。

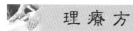

理療方

1. 黑豆樟腦治骨刺

黑豆1000克，樟腦1塊，食醋250毫升。將黑豆放入鍋內，小火炒30分鐘使其發熱，然後將切碎的樟腦放入鍋內，再倒入醋，攪拌均勻後裝進布袋裡紮上口。將布袋墊上塑膠布放在床上，患處緊靠藥袋，蓋上被子，以充分利用藥力。每次40分鐘左右，3～5次即可見效。

此黑豆可以用2次，但需要重放樟腦和醋。

2. 硫黃鞋墊治腳跟骨刺

硫黃適量，碎頭髮50克。兩者混合均勻，用雙層布包裹，做成鞋墊，墊於腳跟。20日換藥1次，一般2～3個月即可見效。

3. 川芎治骨質增生

取川芎9克，加入山西老陳醋，調成濃稠糊狀，再放入少許藥用凡士林，調勻，塗於增生部位，再蓋上一層塑膠薄膜，外用紗布固定。每2日換藥1次，10次為1個療程，一般1個療程即可見效。

4. 夏枯草治骨刺

夏枯草50克，醋1000毫升。將夏枯草放入醋中，浸泡2～4小時，然後煮15分鐘即可，用此汁液薰洗患處。每次20分鐘，每日1～3次。每劑可用2日。

5. 梧桐葉治骨刺

梧桐葉50克，食醋500毫升。將梧桐葉放入鍋內，加入適量清水，煮沸後放入食醋，再煮30分鐘即可。用此汁液擦洗患處。每日洗3次，每次30分鐘。

此法常用可治骨刺。

6. 紅花醋治骨刺

紅花50克，食醋500毫升。將紅花放入食醋中，浸泡1週即可。用此醋液塗擦患處。每日2次，每次20分鐘。

此法常做可治骨刺。

7. 麻油白醋治膝關節骨刺

在患處塗上麻油，再把白醋倒在紗布上濕透，敷於患處，然後在紗布上蓋上塑膠薄膜，用熱水袋摀1小時。每日2次。

此法治療膝關節骨刺效果極好。

8. 跪腿治膝關節骨刺

雙腿跪在床上，先左右搖，再前後轉。每日2次，每次半小時。開始做時疼痛難忍，堅持幾個月，疼痛即可消失。

此法對膝關節骨刺有特效。

☞ **對骨刺、骨質增生患者的提示與建議**

1. 治療骨刺，宜多種方法交替使用，效果更好。
2. 骨刺是慢性病，治療要有耐心和有信心。

腰 腿 痛

中老年人的腰腿痛可由多種原因引起，有肌肉、骨骼方面的原因，也有神經、血管方面的原因，治療宜分清病因，辨證施治。

食 療 方

1. 薏米治小腿抽筋

薏米50克，先用冷水泡30分鐘，再放入鍋內，加入適量清水，煎湯。

每日1次，連服1週即可見效。此方適於因氣血不足和風寒濕邪侵襲所致的小腿抽筋。

2. 粳米香蕉粥緩解腿抽筋

粳米100克，洗淨；香蕉250克，去皮，切塊；冰糖100克。

將上述食物放入鍋內，加入適量清水，煮成粥即可。每日1次，空腹服用。

常服能有效緩解小腿抽筋。

藥療方

1. 黨參當歸治腰痛

豬尾巴1～2根，黨參、當歸、枸杞子各15克。將豬尾巴洗淨，與黨參、當歸、枸杞子一同放入鍋內，加入適量清水，煮至肉熟即可，吃肉喝湯。每日1劑，一般5～10劑即可見效。

本方具有補腎、強骨、除濕、止痛等功效。

2. 杜仲菟絲子治腰痛

核桃仁200克，黑芝麻150克，杜仲50克（炒黑），菟絲子30克，香附20克。

將上述諸物搗碎，研成細末，製成蜜丸，一共50丸。每日1丸，淡鹽水送服，50日服完。

此方適於腰椎間盤突出導致的腰痛。

3. 三七粉治腰痛

三七100克，碾成粉，分成7份。每日早上煎1個荷包蛋，撒上1份三七粉（勿放鹽），熟後服用。每日1次，7日為1個療程。

4. 枸杞子羊腰治腰痛

枸杞子50克，羊腰1對，大米100克。將羊腰洗淨，去筋膜，切碎，與大米、枸杞子一同放入鍋內，加入適量清水，煮成粥即可。

每日1劑，分早、晚2次服用。

5. 黃蓍治勞傷腰痛

炙黃蓍15克，杜仲、補骨脂各6克（鹽水炒），紅花3克，核桃仁8克，白酒適量。

將上述諸物放入鍋內，加入適量清水，煎汁。一般服用1劑即可見效。

6. 廣木香治閃腰痛

廣木香、鬱金各10克，放入鍋內，加入適量清水，煎汁。一般服用1劑即可見效。

理療方

1. 艾葉蟹殼治腰痛

艾葉50克，炒黃的蟹殼5克，白酒500毫升。將艾葉、蟹殼浸泡於白酒中，密封3日即可，用此藥液塗擦腰部。

每日2～3次，連續塗擦10日可治多年腰痛。

2. 敷醋治腰背酸痛

陳醋適量，加熱後用紗布浸此醋液敷患處。此法適於老年人腰背酸痛、肩周炎。

3. 麥麩陳醋治腰痛

麥麩1500克，陳醋500毫升。將麥麩放入鍋內，倒入陳醋攪拌均勻，置火上炒熱，裝入袋中，紮緊袋口，敷於患處。

每3小時敷1次，每次敷30分鐘。

4. 上下壓搓治腰痛

雙手背後握拳，拳眼向上，用第1指關節頂住腰脊椎的兩側，上下壓搓81下，以腰部有發熱感為度。輔以腰、臂左右旋轉，左右擺動效果更好。

5. 拉單槓治老腰痛

每日早、晚各拉1次單槓，每次拉40下。分2段進行：第1段兩手握槓，挺胸、躬腰，靠腰腹力量上下拉動20下；第2段兩手握槓，靠臂力上下拉動20下。

此法堅持做半年即可見效。

6. 挺腹擦背治腰痛

仰臥，以肩背、兩腳跟為著力點，向上挺腹，使腰背盡可能多的離開床面，然後向下回到床面。如此來回20遍。每日2次。

7. 腐竹治腿痛

腐竹100克，食鹽200克，生薑適量。將腐竹泡軟，洗淨，切成寸段，與食鹽、生薑一同放入鍋內，翻炒，直至腐竹中的水分蒸乾為止，然後裝入袋中，將袋口紮緊，哪裡痛就敷在那裡。

此法對婦女年輕時因生孩子落下的腿痛特別有效。

8. 推拿法緩解腿痛

雙手從大腿根部逐步向下推拿至足踝部，再從足踝部向上推拿至大腿根，如此來回20遍。

每日數次。

9. 按壓膝關節治腿疼

將1隻腳擱在1公尺高的檯面上，用雙手按壓膝關節

200～300下，以膝關節能承受為度。兩腿交替進行按壓。

此法堅持做半年即可見效。

10. 手掐人中穴治腿抽筋

腿抽筋時，用大拇指和食指掐住人中穴（見穴位注釋26）幾秒鐘，抽筋即可消失。掐時大拇指在唇內，食指在唇外，稍用點勁。

11. 咬嘴唇治腿抽筋

抽筋時可用下邊牙齒咬上邊嘴唇，哪條腿抽筋就著重咬哪邊的嘴唇，半分鐘後抽筋即可緩解或消失。

12. 壓腿治腿抽筋

晨練時，將一條腿擱在架子上，另一條腿直立，上身向前彎曲，做壓腿動作。兩腿輪換做，高度根據自己的承受力決定，每日壓腿半小時即可。

堅持此項鍛鍊，不僅可以使腰腿部的韌帶拉鬆、筋骨功力增強、抽筋消失，而且能使腿腳俐索、精神感到爽快。

對腰腿痛患者的提示與建議

1. 適當鍛鍊，可減少腰腿痛的發生。

2. 注意飲食平衡，多喝牛奶、豆漿，多喝開水，多吃新鮮水果、蔬菜。

3. 腰痛患者平時力求坐姿正確，不要蹺二郎腿。

4. 經常改變身體姿勢，不要久坐或久站。

5. 要注意床鋪保暖，不要睡冷床。

手 腳 疾 病

(一)手 疾

手疾是中老年人常見的病症，特別是從事過重體力勞動的中老年人更為多見。

藥 療 方

1. 絲瓜絡治手臂痛

絲瓜絡、寬筋藤（舒筋草）各50克，桑枝30克。將上述藥物放入鍋內，加入適量清水，煎汁。每日1劑，分早、晚2次服用，一般連服2劑即可見效。

2. 生地玄參治手掌脫皮

生地、玄參各30克，放入茶杯中，開水沖泡當茶飲。每日1劑，半月即可見效。

理 療 方

1. 白蒺藜治手掌脫皮

白蒺藜、甘草各100克，70%的酒精300毫升。將白蒺藜、甘草浸泡於酒精中，密封1週即可，用棉籤蘸此藥液塗擦患處。每日3次，一般連擦7日即可見效。

2. 紅糖酒治指疔

75%的酒精60毫升，紅糖5克。將紅糖浸泡於酒精中，加熱至40℃左右（以患者能耐受為度），將患指放入糖酒中浸泡。每日3次，每次20～30分鐘，一般3～5日即可見效。

3. 白藥治手皸裂

雲南白藥1瓶，凡士林50克。將雲南白藥、凡士林混合，攪拌均勻後於每日早、晚塗擦患處，並稍加按摩，以使藥膏進入到裂口內。一般塗擦3～4日即可見效，1週後可癒。

4. 生地治手皸裂

生地30克，香油、黃蠟各60克。將香油倒入鍋內，放入生地，炸枯後撈出，等香油稍涼後放入黃蠟，攪拌成膏狀。用時先把手用溫水浸泡10～15分鐘，然後將藥膏塗於患處。每日1～2次。

5. 維生素C治手掌脫皮

將雙手洗淨，擦乾，將維生素C注射液倒入手掌中，接著將雙手合掌，搓手，待搓乾發白後把手洗乾淨即可。每日3次，連搓5日即可見效。

6. 艾蒿柳葉治手腳脫皮

艾蒿、柳葉各50克，放入盆內，加入適量熱水，泡幾分鐘。待水溫適宜時，將手腳放入盆中泡洗30分鐘。一般3次即可見效。

7. 塗蜂蜜治手皸裂

取蜂蜜適量，塗於手心、手背、指甲縫，並用小毛巾

揉搓5～10分鐘。每日早、晚各1次，堅持一段時間即可見效。

(二)腳　疾

中老年人因氣血不足、循環不好，很容易誘發腳疾，常見的腳疾有腳跟痛、腳寒、腳乾裂、腳底硬皮、雞眼、腳抽筋等，應及時治療。

藥　療　方

1. 紅黴素軟膏治腳乾裂

將紅黴素軟膏塗擦在腳跟的裂口處，疼痛即止。幾小時後腳跟老皮就軟化了，塗擦3～4次即癒。

2. 桂枝醋治腳底硬皮

桂枝30克，研成末，加入少許食醋調成糊，敷於患處。每晚1次，連敷7日即可見效。

理　療　方

1. 食醋治腳跟痛

食醋1000毫升，加熱後倒入腳盆。每日泡腳半小時。一般泡腳10～15日即可見效。

2. 花椒水治腳跟痛

花椒15克，放入鍋內，加入適量清水，煮10分鐘後

倒入腳盆。每晚泡腳1次,每次40分鐘。

3. 蹺腳尖緩解腳跟痛

面牆站立,雙手扶牆,蹺起雙腳腳尖,然後再放下。反覆做此動作,注意動作要輕柔,慢抬慢放。

此法常做可緩解腳根痛。

4. 用輸液瓶治腳跟痛

輸液瓶內裝入熱水,放在地上,用患腳踩上來回滾動。每日2次,每次滾動100下,一般7日即可見效。

5. 海綿墊治腳跟痛

找1塊厚10公分、寬15公分、長50公分的海綿,用布包好,做成一個小墊子,睡覺時墊在腳踝下(不能過高,只讓腳跟離開床面即可)。一般使用6～8口即可見效,且不會影響睡眠。

6. 製附子治老年腳寒

製附子20克,乾薑30克,乾紅辣椒5個。將上述諸物放入鍋內,加入適量清水,煎煮30分鐘後倒入腳盆。溫度適宜時泡腳,每次泡30分鐘。

皮膚有破損,不能用此法。

7. 按摩穴位治手腳冰冷

經常按摩關元穴(見穴位注釋57)、湧泉穴(見穴位注釋10)能啟動身體陰陽之氣的交合,使全身氣血運行通暢,從而使四肢變暖和,達到強身健體、消除手腳冰涼之目的。

8. 四肢上舉治手腳冰涼

頭枕較硬的枕頭、仰臥於硬床上,雙手和雙腳垂直向

上舉起。手指伸直，掌心相對；雙腳併攏，腳心向上。同時雙手和雙腳做輕微的抖動。每日早、晚各1次，每次1～2分鐘。

此法對手腳發涼、麻木、皸裂等都有一定療效。

9. 洋蔥末治腳跟皸裂

洋蔥末適量，蘇打2匙，放入鍋內，加入適量清水，煮沸後倒入腳盆。每晚用此汁液泡腳。泡畢，再將蔥末敷於患處包好，晨起將蔥末洗掉、塗上凡士林即可。

此法使用3～4次即可見效。

10. 橄欖油治腳乾裂

每晚洗腳後，往手心滴幾滴橄欖油，搓揉雙腳。連搓數日，乾裂的小口子便會癒合。

11. 白芨治腳皸裂

白芨適量，研成末，與凡士林按1：4的比例，製成軟膏，塗抹患處。每日4次，塗抹4～5日即可見效。

12. 豬油黃蠟治腳乾裂

豬油12克，黃蠟60克，白芷、升麻、皂莢各3克，丁香1.5克，麝香0.6克。將上述諸物研成末後混合，拌勻，熬製成膏，塗抹患處。

此方有驅邪通絡、祛風消腫、防裂防凍之功效。

13. 芒果核治腳乾裂

取若干個芒果核，洗淨，晾乾，研碎，放入鍋內，加入適量清水，煎煮15分鐘後倒入腳盆，不燙時泡腳。每次15～20分鐘。泡腳後做一些簡單的按摩，再塗一些潤膚膏，效果會更好。

14. 馬鈴薯片除腳底硬皮

取1片馬鈴薯片（面積稍大於患處），厚約3毫米（不能太厚或太薄），敷於患處，用紗布固定，24小時換1次，至皮軟化、脫落為止。

15. 塗茄汁治腳底硬皮

將茄子切碎，取汁，塗於患處。每日3～5次，一般1～2週即可見效。

塗前先將硬皮削薄，效果更好。

16. 鮮豆腐治腳底硬皮

每日中午將腳洗乾淨，在患處貼敷一小塊鮮豆腐，用塑膠布包好並固定。晚上換1次，次日早晨揭下來，用鹽水把腳洗乾淨。7日後將生出的黑點摳掉，半月後腳底硬皮可完全消除，不留痕跡。

17. 地骨皮治雞眼

地骨皮6克，紅花3克。將地骨皮、紅花研成細末，加入適量麻油、麵粉調成糊，敷於患處，用紗布包好。每2日換藥1次。

敷前先把患處老皮刮掉，效果更好。

18. 蒲公英治雞眼

用刀片削掉雞眼處的老皮，取1棵蒲公英，將根部冒出的白色漿液塗在雞眼上。2～3日後，雞眼便會慢慢向外突出，脫落。

19. 半夏治雞眼

半夏莖適量，曬乾，研成末。將雞眼泡軟，削去硬皮，敷上半夏末，用紗布包好。1週左右雞眼即可脫落。

20. 補骨脂酒治雞眼

補骨脂30克，酒精（濃度90%）100毫升。將補骨脂搗碎，浸泡於酒精中，密封（每日搖動數次）7日即可。用時先將雞眼泡軟，削去硬皮，然後用棉籤蘸藥液塗於患處。每晚1次，1週後雞眼可自行脫落。

21. 蘆薈治雞眼

蘆薈適量，加入少許鹽水，研成藥糊。每晚熱水泡腳後，敷在雞眼上，用紗布包好。每日1次，10日為1個療程。

22. 六神丸治雞眼

六神丸10餘粒，研細，用醋調成糊。將雞眼用鹽水泡半小時，削去角質層，將藥糊塗在雞眼上，用紗布包好。每3日換藥1次。

23. 傷濕止痛膏治雞眼

剪取大於雞眼範圍的傷濕止痛膏，貼於患處。每日換藥1次，1個月左右，雞眼變軟、萎縮，脫落而不留痕跡。

24. 大蒜治雞眼

獨頭紫皮大蒜1頭，去皮；大蔥1根，去葉。將蒜和蔥一起搗成泥，敷於雞眼處，用紗布包好。敷8～9日即癒，一般不會復發。

25. 石灰水泡糯米治雞眼

生石灰30克，糯米20克。將生石灰放入適量冷水中，浸泡24小時，去渣取石灰水，放入糯米，再浸泡24小時。取浸泡過的糯米4～6粒（多少根據雞眼面積而定）

敷在雞眼上，用紗布包好，24小時換1次，一般敷7日即可見效。

26. 白酒搓揉治夜間腳抽筋

每晚臨睡前，先用40℃的熱水泡腳5～10分鐘，再將高度數白酒加熱，倒幾滴在手心，搓揉經常抽筋的部位2分鐘，搓至皮膚發紅即可。

此法可以增加肌肉的血液循環，減少痙攣的發生。

對手腳疾病患者的提示與建議

1. 早晨宜多做運動，多走，走時邁大步、甩手；或爬樓梯、原地跳，以強化體溫調節能力。避免用一種姿勢久坐。

2. 多吃堅果（如核桃仁、芝麻、松子仁等）、蔬菜（如胡蘿蔔、菠菜、甘藍、辣椒、大蒜、大蔥等）、水果（如杏、桃、木瓜等），以及溫熱性食物（如糯米、糙米、黃豆、豆腐、紅糖等）。多喝牛奶和豆漿。

3. 手腳冰涼的人，可適當服一些溫補性的中藥，如人參、當歸、丹參、鹿茸、菟絲子、肉桂、肉蓯蓉、桂枝、麻黃、乾薑、肉豆蔻、草豆蔻等。

4. 維生素E有擴張末梢血管、促進末梢血管血液循環的作用，有體寒肢冷的人，不妨適當服用。

5. 夜裡要注意保暖，睡前搓搓腳，或用熱水燙燙腳。

十一

皮膚科疾病

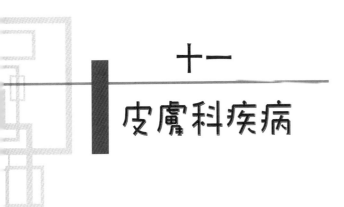

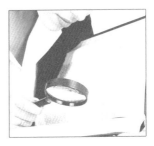

PIFUKE JIBING

老 年 斑

老年斑也稱壽斑，它雖是人體老化的一種必然現象，但也可以透過食物或藥物來調理，延緩老化的速度、減輕老化的程度，甚至可以祛除已經出現的斑塊，讓人變得年輕。

食療方

1. 薏苡仁治老年斑

薏苡仁40克，煮熟或蒸熟，加入適量白糖，1次吃完。服用2個月左右即可見效。

2. 木耳鵪鶉蛋治老年斑

木耳50克，泡發，洗淨；鵪鶉蛋8枚，煮熟，剝去殼。將木耳、鵪鶉蛋放入鍋內，加雞湯、黃酒、味精、鹽，小火煨燉至熟爛。每日1劑。

此方常服可消除老年斑。

3. 生薑水治老年斑

生薑10～15克，切片，放入杯中，開水沖泡，待水溫降至60℃以下時，加入15克蜂蜜，攪勻即可（注意加蜂蜜時水溫不可過高）。每日1劑。

此方常服可預防老年斑繼續生長。但牙齦腫痛、便秘上火的老人，不宜服用。

4. 蜂蜜祛老年斑

蜂蜜、醋各25克，混合，攪勻，溫開水送服。每日

早、晚各1次。

此方對皮膚粗糙、面部起屑、生黃斑、老年斑均有效。

理療方

1. 紅棗防治老年斑

乾紅棗7枚，研成細末，過篩後加入適量白凡士林油調成膏狀。每晚睡前洗臉後，薄薄塗抹一層，次日早晨洗掉即可。

此法堅持做數月可防治老年斑。

2. 雲南白藥治老年斑

將雲南白藥浸泡於適量白酒中，密封數日即可。每日蘸此藥酒塗擦患處數次，老年斑即可自行脫去，且不留疤痕。

3. 蘆薈汁除老年斑

取3年生的蘆薈，洗淨，擠出汁液，塗抹在老年斑上。每日早、晚各1次。堅持塗抹1個月，老年斑便可由深變淺，甚至消失。

4. 白芷乾薑治面部斑塊

白芷100克，乾薑20克，食醋500毫升。將白芷、乾薑浸泡於食醋中，密封15日即可。用此藥液塗擦患處。每日3～5次，30日為1個療程。

5. 生薑塗擦治老年斑

生薑1塊，切開，用切面擦臉。每日2～3次。擦臉時

可稍用力，以皮膚感覺微溫為佳。

如果在擦臉前將生薑切面用火烤一下，效果會更好，但須防燙傷。

6. 醋泡雞蛋治老年斑

老陳醋180毫升，裝入大口瓶中，將1個洗淨的生雞蛋放入醋中浸泡。當蛋殼被軟化後，用針在雞蛋頂端紮1個孔，把蛋清倒出，裝在小瓶裡冷藏。每日取一點蛋清塗抹在老年斑上，5～10分鐘後洗掉。堅持塗抹一段時間，斑塊可變淡。

但使用時須注意，若使用後皮膚紅腫、燒灼、刺癢，應將醋液稀釋後再用，若還不能緩解，須立即停用。醋蛋液保存不宜過久，防止滋生細菌。

7. 雞蛋清治老年斑

杏仁適量，去皮，搗爛成泥，放入雞蛋清，攪勻即可。睡前塗患處，晨起洗淨。

8. 按摩脊柱除老年斑

一個人取坐位，另一個人站位，以右手掌根著力在坐位人後背脊柱部位，由上而下、再由下而上，快速來回按摩，共做5遍；接著以脊柱為中線，雙手掌從上至下，分別向左右兩旁推按10次。

此法堅持每日做，可預防老年斑的形成。

☞ 對老年斑患者的提示與建議

1. 飲食宜清淡，少吃油膩東西，多吃瓜果蔬菜。

2. 不宜過多服用魚油，吃魚油過多易生老年斑。

3. 適當參加體育鍛鍊，避免長時間日光暴曬。

4. 多喝開水，避免皮膚乾燥。

皮 膚 瘙 癢

　　皮膚瘙癢是中老年人最常見的病症之一，多由神經功能性障礙引起，沒有原發性皮膚損害，常因搔抓而發生各種繼發性皮膚損害。

 食療方

1. 紅棗綠豆湯治皮膚瘙癢

　　紅棗20枚，綠豆100克，豬油1匙，冰糖適量。將上述食物放入鍋內，加入適量清水，煮至綠豆開花即可。每日1劑，分3次服完，一般服用10日即可見效。

2. 芝麻核桃散治皮膚瘙癢

　　黑芝麻500克，核桃仁250克。將黑芝麻炒熟，與核桃仁一同研成細末即可。每日3次，每次取2匙，白糖水送服，連服15日即可見效。

3. 泥鰍紅棗治皮膚瘙癢

　　泥鰍50克，紅棗20克。將上述食物放入鍋內，加入適量清水，武火燒沸，改文火再煮25分鐘，加鹽、味精調味即可。每日1劑，連服10劑即可見效。

4. 海帶治皮膚瘙癢

海帶90克，豬骨150克。將上述食物放入鍋內，加入適量清水，燉至爛熟，加鹽、味精調味即可。每日1劑，分早、晚2次服用。

理療方

1.蜂膠治皮膚瘙癢

溫開水50毫升，倒入杯中，加入8～15滴蜂膠，攪拌均勻，待水變為乳白色即可。用藥棉蘸此汁液塗抹癢處。每日1～2次，數次即可見效。

對蜂膠過敏者勿用。

2. 香蕉皮治皮膚瘙癢

取2根香蕉的皮，放入鍋內，加入適量清水，煎汁。涼後用此汁液擦洗患處。每日2次，每次半小時。

對香蕉皮過敏者勿用。

3. 米酒泡薑治皮膚瘙癢

取適量米酒，倒入杯中，放入薄薑片，浸泡5分鐘即可。用薑片塗擦患處，瘙癢可止。

4. 橘皮外用治皮膚瘙癢

用新鮮橘皮內皮擦抹瘙癢部位，可消除瘙癢症狀。此法簡單易行，見效快，且沒有副作用。

5. 花椒水治奇癢

花椒20克，食鹽、白礬各40克。將上述諸物放入盆內，加入適量開水，燜5分鐘即可。用毛巾浸此水敷患處

（藥液溫度要保持在60℃）。每日數次，連敷3日，奇癢可止。

6. 萵筍葉治皮膚瘙癢

萵筍葉適量，放入鍋內，加入適量清水，煮3分鐘即可。待水溫時，擦洗患處。每日2次。

☞ 對皮膚騷癢患者的提示與建議

皮膚瘙癢患者，切勿用力搔抓患處，以免抓破流血，造成感染而引起其他疾病。

褥　瘡

褥瘡是重病患者最感痛苦的病症之一，應積極治療，以早日減輕患者的痛苦。

藥療方

1. 艾條白藥治褥瘡

取艾條適量，點燃薰灸瘡面（以患者皮膚微微溫熱為度），然後將雲南白藥撒在瘡面上。輕者隔日1次，重者每日1次，一般2～3日瘡面開始結痂。

此方適於2～3期褥瘡的治療或輔助治療。

2. 雲南白藥糊治褥瘡

雲南白藥5瓶；維生素 B_2 100片，研末；呋喃唑酮100

片，研末；香油100毫升。將上述藥物用香油調成糊，塗抹於患處，用紗布包好，保持清潔、乾燥。每日換藥2次，一般1週即可見效。

3. 生大黃治褥瘡

生大黃、煅石膏各20克，雲南白藥適量。將上述前2味藥研為細末，細篩後與雲南白藥混合，拌勻，裝瓶備用。用前先將瘡面消毒，撒上藥末，用消毒紗布包好。每日換藥1次，7日為1個療程。

此方適於面積較大的深度潰瘍期褥瘡，此時的瘡面常有膿汁。

 理 療 方

1. 白砂糖治褥瘡

白砂糖500克，放入容器內，加入少許高錳酸鉀，用適量清水溶解，然後加熱至黏稠狀即可。

溫後直接塗擦於患處，用紗布包好。每5日換1次，連塗3日症狀會有明顯好轉。

2. 蕎麥皮褥子治褥瘡

蕎麥皮1000克，淘洗乾淨，晾乾後裝入袋內，做成褥子，鋪在患者身下，褥瘡會逐漸好轉，而且不會再犯。

癬是中老年人的常見病症，主要有頭癬、手癬、腳

癬、牛皮癬等。

 理療方

1. 丁香治頭癬

丁香15克，70%的酒精100毫升。將丁香浸泡於酒精中，密封48小時即可。去渣後塗擦患處。每日3次。

此方見效甚快。

2. 黃連花椒治頭癬

川黃連50克，花椒25克，75%的酒精200毫升。將川黃連、花椒浸泡於酒精中，密封1週即可。用棉籤蘸取藥液塗擦患處。

每日3～4次，10日為1個療程，一般2～3個療程即可見效。

3. 土槿皮治頭癬

土槿皮25克，黃柏50克，二鍋頭酒250毫升。將土槿皮、黃柏研成末，浸泡於二鍋頭酒中，密封3日即可。用棉籤蘸藥酒塗擦患處。每日3次。

4. 荊芥明礬治手癬

荊芥、明礬、花椒、雞冠花各15克，放入鍋中，加入適量清水，煎汁，最後放入250毫升食醋，攪勻即可，將患手浸泡於藥汁中。每日3次。

5. 仙人掌治手癬

新鮮仙人掌適量，搗爛取汁。用棉籤蘸此汁液塗擦患處。每日3次。

6. 地骨皮甘草治手癬

地骨皮30克，甘草15克。將上述藥物放入鍋內，加入適量清水，煎汁。

用此汁液擦洗患處。每日1次。

7. 苦參乾薑治腳癬

苦參20克，乾薑6片。將苦參、乾薑放入鍋內，加入適量清水，煎煮30分鐘，去渣後倒入盆內。將腳浸泡於藥汁中15分鐘左右。

每晚1次，一般3日即可見效。

8. 生半夏治腳癬

生半夏10克，研碎，用適量大蒜汁或醋泡1日即可。用棉籤蘸此汁液塗擦患處，數次即可見效。

9. 蒜秸艾葉治腳癬

蒜秸、艾葉、劉寄奴各120克，放入鍋內，加入適量清水，煎煮5～10分鐘，取藥液擦洗患腳。每日1次，6日為1個療程。每劑可用3次。

10. 石榴皮治牛皮癬

石榴皮20克，炒黑，研成細末，加入適量麻油，調成糊，塗擦患處。每日2次，連塗數日有效。

11. 牛蹄甲治牛皮癬

牛蹄甲50克，燒乾，研成細末，加入適量麻油，調成糊，塗擦患處。每日1～2次。

此方安全，無毒副作用。

12. 杏仁醋治頑癬

杏仁50克，醋100毫升。將杏仁搗爛，研碎，放入醋

中，攪勻，加熱後擦洗患處。每日2次，連用5日。用藥期間忌飲酒。

13. 麥芽治股癬

生麥芽40克，75%的酒精100毫升。將生麥芽浸泡於酒精中，密封1週，去渣後得黃色汁液。用棉籤蘸此汁液塗擦患處。

每日早、晚各1次，塗擦2～4週即可見效。

此方對淺部真菌感染均有效。

14. 補骨脂治花斑癬

補骨脂40克，95%的酒精300毫升。將補骨脂浸泡於酒精中，泡至汁液呈碘酒色後塗擦患處。每日4～5次，連塗3日即可見效。

15. 獨頭蒜治頭癬

新鮮獨頭蒜2～3頭，去皮，搗爛成泥，加入適量麻油，攪勻後塗擦患處。

每日1次，10～15日即可見效。

16. 木瓜治手腳癬

木瓜100克，放入鍋內，加入適量清水，煎汁，溫後泡洗患處。

每日3次，一般2～7日即可見效。

對癬患者的提示與建議

用藥液塗擦患處時，應將患處提前擦洗乾淨，再塗藥液；塗擦藥液後要防其污染衣物。

脫 髮、禿 髮

　　脫髮、禿髮雖為中老年人的正常生理現象，但過早出現或較為嚴重，則說明身體有某種疾病或健康有潛在危險。

藥療方

1. 當歸黑芝麻治脫髮

　　當歸、黑芝麻各250克，紅糖適量。將黑芝麻、當歸微炒後研成細末，飯後用紅糖水沖服。每日3次，每次1匙，連服2個月即可見效。

2. 茯苓黑豆膏治脫髮

　　茯苓、黑豆各500克，蒲公英60克，冰糖150克。將黑豆、茯苓、蒲公英（用紗布包好）放入沙鍋內，加入適量清水，煮至糊狀；去蒲公英渣，加入冰糖，文火收乾即可。飯前空腹服用。每日3次，每次20克。

　　此方適於脫髮、斑禿、脂溢性皮炎。

3. 何首烏黑芝麻治脫髮

　　何首烏、黑芝麻各200克，一同研成細末，每日早、晚各服15克，連服1個月即可見效。

4. 製何首烏茶治脫髮

　　製赤何首烏100克，碎成小塊，放入暖水瓶內，開水浸泡4～8小時，顏色呈棕紅色後當茶飲。與此同時，可用

生薑片擦患部，1日數次。

5. 牡丹花瓣治脫髮

開盡的牡丹花瓣1000克，洗淨，曬乾。每日早、晚取1克花瓣和適量茶葉，放入杯中，開水沖泡當茶飲，連飲20日，脫髮可止。

6. 側柏葉治脫髮

側柏葉30克，當歸20克。將上述藥物放入鍋內，加入適量清水，煎汁。每日1劑，分早、晚2次服用。

7. 黃蓍治頑固性斑禿

黃蓍60克，放入鍋內，加入適量清水，煎汁。每日1劑，30日為1個療程，3個療程即可見效。

 理 療 方

1. 核桃仁治脫髮

核桃仁6個，鮮側柏葉100克，榧子9克。將上述藥物搗爛，加入適量井水，浸泡3日後洗頭。每日2次，連洗3日即可見效。

2. 柚子核治脫髮

柚子核25克，用開水浸泡24小時即可。用此汁液塗擦患處。每日3次。

此方可治頭髮發黃、斑禿，促進毛髮生長。

3. 醋浸菸葉治脫髮

菸葉30克，食醋90毫升。將菸葉浸泡於醋中，密封10日即可。用此汁液塗擦患處。每日3次，一般塗擦數小

時後即有癢感，3～5日便會有絨發生出。

4.桑樹皮治禿髮

桑樹皮200克，放入鍋內，加入適量清水，熬成藥汁，塗擦患處，再用清水沖洗乾淨。

此法堅持用一段時間就會長出黑髮，此法還適於眉毛生長。

5.黑芝麻稈辣椒稈治斑禿

黑芝麻稈、辣椒稈各200克，剪碎，放入容器內，加入適量酒精，浸泡7日即可。用此汁液塗擦患處。每日數次，1個月左右毛髮就會再生。

對脫髮、禿髮患者的提示與建議

1.食冷飲損傷頭髮，故夏天不宜多食冷飲。

2.吃黑芝麻勿過量（春夏每日半匙，秋冬1匙），過量易脫髮。

3.脫髮者宜常食豆類、黑芝麻、海帶、紫菜、捲心菜、玉米等。

4.病理性脫髮宜早治，治得越早，恢復得越快。

十二

附　錄

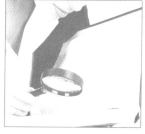

FULU

癌 症 的 防 治

癌症的早期有如下危險信號：身體淺表部位出現經久不消或逐漸增大的腫塊；體表的黑痣或疣，色澤加深或變淺；吞嚥食物有哽咽感，胸骨後悶脹不適；皮膚或黏膜潰瘍經久不癒，有出血或結痂等；食後上腹悶脹，並逐漸消瘦、貧血等；便秘、腹瀉交替出現，大便帶血或有黏液；持續性聲音嘶啞、乾咳、痰中帶血等。

如有以上症狀，應及時去醫院檢查治療。

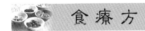 食 療 方

1. 多吃番茄可防癌

番茄中含有的番紅素是一種抗氧化劑，可抑制某些致癌物——氧自由基，防止癌的發生。番茄還具有延緩細胞衰老的作用，故多吃番茄可防癌、防衰老。

2. 多吃白蘿蔔能抗癌

白蘿蔔中所含的木質素，能提高巨噬細胞的活力，吞噬癌變細胞。另外，白蘿蔔中的糖化酶能分解腸道內的致癌物質——亞硝胺，故多吃白蘿蔔對抗癌有益。

3. 飯後吃梨可防癌

飯後吃1個梨，可使積存在體內的致癌物質大量排出。梨中含有大量的纖維素，且多為非可溶性纖維，所以吃梨可防癌。

吃梨時最好能細嚼慢嚥，便於腸胃吸收。

4. 吃柑橘可抗癌

吃柑橘能增加人體血液中玉米黃質的含量，每日吃 2 個柑橘，有望獲得抑制癌症發生的最佳效果。

5. 芝麻抗癌效果好

芝麻中含有的芝麻素，具有很強的抗氧化作用，可以保肝、護心，還具有良好的抗癌功能，常吃可防癌。

6. 吃雞蛋能防肝癌

雞蛋內含有豐富的維生素 B_2，它能幫助分解體內的致癌物——黃麴黴素，經常吃雞蛋能有效降低肝癌的發生機率。

7. 草莓茶可防癌

新鮮草莓50克，洗淨，去柄，搗成糊，放入碗中，加入30克蜂蜜，攪勻，再加入適量溫開水，製成草莓茶，放入冰箱。每日2次，每次250毫升。

此方適於鼻咽癌、肺癌、扁桃體癌、喉癌人群，還可緩解放療後反應，促進康復。

8. 優酪乳可防乳腺癌

優酪乳可提高人體免疫力，每日服用250毫升優酪乳，可降低患乳腺癌的機率。

9. 海帶能防乳腺癌

海帶不但含有豐富的維生素 E 和食物纖維，還含有微量元素碘。

缺碘是乳腺癌的致病因素之一，因此，常吃海帶有助於預防乳腺癌。

10. 多吃豆製品可防宮頸癌

多吃豆製品，可補充人體內植物雌激素水準，增強抗氧化作用，抑制宮頸癌的生長，減少癌細胞分裂、轉移。因此，多吃豆腐、豆漿等豆製品，能預防宮頸癌的發生。

11. 多吃菜花可防癌

多吃菜花、西蘭花、甘藍、花椰菜、捲心菜等十字花科食物，不僅能降低患胰腺癌、膀胱癌的風險，還能殺滅乳腺癌細胞，對乳腺癌的防治也有幫助。

12. 吃大蒜防胃腸癌

大蒜能降低胃腸中亞硝酸鹽的含量。每日只需生吃半瓣大蒜，就能有效降低罹患胃癌、腸癌的機率，但須堅持，才能有效。

13. 吃芹菜葉可防腸癌

芹菜葉中含有能抑制前列腺癌細胞生長並誘使其死亡的芹菜素，因此常吃芹菜葉可預防腸癌、前列腺癌。

14. 吃菠菜防肺癌

菠菜被稱為抗癌明星，菠菜中含有多種抗氧化物，常吃對預防癌症很有幫助。每日吃1碗菠菜，可使患肺癌的機率降低一半。

15. 蘑菇可防肝癌

蘑菇有「抗癌第一菜」的美稱，所含物質可增強人體免疫力，促使機體對腫瘤產生抗體，從而抑制腫瘤細胞生長。特別是對預防肝癌非常有效。

16. 吃蘆筍防治皮膚癌

蘆筍中含有豐富的維生素、蘆丁、核酸等成分，對皮

膚癌、淋巴瘤、膀胱癌有一定的防治作用。

藥　療　方

1. 靈芝紫河車治肺癌

靈芝、紫河車、芡實各10克，共研細末；紅棗、薏苡仁各20克；糙米（或黑米）100克。將上述諸物一同放入鍋內，加入適量清水，煮成粥。每日1劑，分早、晚2次服用。此方對防治肺癌有效。

2. 黨參雞內金治胃癌

黨參、雞內金各25克，砂仁、藿香、厚朴、半枝蓮、白糖各30克。

將上述諸物烘乾，研成細末，過篩後，開水送服。每日3次，每次10克。此方對防治胃癌有效。

對防癌抗癌患者的提示與建議

1. 飯吃七八成飽，有助預防癌症。限食不僅能延緩衰老、延年益壽，還能減少腫瘤的發生率。

2. 飲食多樣化。每日應保證蛋白質、多種維生素、微量元素、礦物質、纖維素等必需營養素的充足供給。

3. 警惕不良的飲食習慣：大口喝酒、大碗吃肉易誘發腸癌；吃發黴變質的食物，特別是發黴變質的大米、玉米、大豆、花生等，易患癌症；吃燒烤焦糊的食物，如鍋巴、饅頭等；喝過熱的濃茶、羹湯，易「燙」出食道癌。

中老年養生保健方

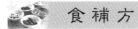 食補方

1.炒榛仁補氣血

榛子仁50克，白糖適量。將榛子仁炒熟，研成細末，加入白糖，拌勻即可。每日服1～2次。此方適於氣血不足、體虛乏力、食慾缺乏、身體消瘦人群。

2.食補微量元素

每日食50～80克的紫菜，可使體內鎂元素含量達標；每日服用100克蓮子，可使體內鉀元素含量達標；每日喝3杯茶，可使體內錳元素含量達標。

3.山楂延緩皮膚老化

山楂片20克，益母草10克。將上述食物放入杯中，開水沖泡當茶飲。每日1劑。

此方長期服用可活血化淤、增強內分泌功能、增強皮膚免疫力。

4.棗湯潤膚方

紅棗50克，放入鍋內，加入適量清水，煎湯，食棗喝湯。連服1個月，粗糙的皮膚就會變得細嫩。

此方常服還可健脾養血。

5.薏米蓮子除皺湯

薏米50克，蓮子、芡實各30克，龍眼肉8克，蜂蜜適

量。將上述食物放入鍋內，加入適量清水，煎煮1小時即可。每日1劑。此方可除皺紋、白面、美容。

6. 桑葚烏髮方

鮮桑葚1000克，放入鍋內，加入適量清水，煎煮30分鐘，取煎液1次，然後再加水煮30分鐘，取煎液；將2次煎液合併，再以文火熬至黏稠，加入300毫升蜂蜜，煮沸即可，冷後裝瓶。每日2次，每次1匙，沸水沖服。

此方適於因神經衰弱及肝腎不足引起的頭髮早白。

7. 黑豆烏髮方

黑豆30克，雪梨1～2個。將黑豆洗淨，雪梨切片，一同放入鍋內，加入適量清水，大火煮沸，改文火煮至爛熟，吃梨喝湯，每日2次，連用30日即可見效。

藥　補　方

1. 黨參黃耆養顏方

黨參、黃耆各20克，茯苓、當歸各15克，肉桂10克。將上述藥物研成細末，浸泡於適量白酒中，密封30日，然後過濾，加入30克蜂王漿，再過濾，得澄明液。每日1劑，分早、晚2次服用。

此方補氣、滋陰、養血，久服能烏鬚黑髮，益壽延年，恢復青春活力。

2. 丹參淫羊藿補氣血

丹參120克，淫羊藿90克，人參、當歸、赤芍、白芍、棗仁、柏仁、熟地、棗皮、製何首烏、製黃精、黃

蓍、白茅根、枸杞子、桑葚子、黑芝麻、核桃仁、龜鹿膠、三七粉各60克，巴戟天、杜仲、山藥、砂仁、黃連、廣木香、川斷各30克。

將上述藥物研成細末，製成蜜丸，每丸6克。每日2次，每次1丸。以冬季服用效果最好。此方對脾腎雙虧、氣血兩虛效果尤為顯著。

保健方

1. 按摩神庭穴可健腦

雙手五指併攏，左手按在左額上，右手按在右額上，同時做圓形按摩各55下。每日早、晚各1次。兩手指按摩時都要觸及到神庭穴（見穴位注釋66）。經常按摩神庭穴，能使腦部的氣血流通、髓海充盈，腦力得到保護。

2. 按壓勞宮穴強壯心臟

經常用雙手拇指互相按壓勞宮穴（見穴位注釋11），可使心火下降、心臟強壯。

3. 按壓足三里穴健脾胃

每日按壓足三里穴（見穴位注釋5）1～2次，每次順時針按壓64下，再逆時針按壓64下，可健脾和胃、補養氣血。

4. 按壓陽池穴暖四肢

常覺四肢冰冷者，每日用雙手拇指指腹互相按壓陽池穴（見穴位注釋56），各5分鐘，可改善四肢循環，消除四肢冰冷症狀。

5.揉太陽穴消疲勞

每日早晨醒後，晚上臨睡前，用雙手中指指尖按住太陽穴（見穴位注釋19）轉圈揉，先順時針揉7～8圈，再逆時針揉7～8圈，反覆數次。此法健腦提神、養目護身、消除疲勞。

6.晚上梳頭通氣血

每晚臨睡前，用木梳梳頭，由前往後梳，每次10分鐘。長期堅持，可有效預防脫髮、白髮，同時又能起到對頭部的按摩作用，使氣血通暢、頭皮光潤，保養身體。

7.「四」字養肺功

選擇空氣清新處，坐、立均可，調勻呼吸後用鼻緩緩吸入清氣，吸至最大限度時緩緩呼出，呼氣時咬住牙齒，同時輕念「四」字，聲音要輕微，等氣全部呼出後，再以鼻吸清氣，如此一呼一吸，連做36次。

8.點頭哈腰強腎功

每日早、晚各行鞠躬禮（彎腰）120次，做時應有節奏，儘量慢一些。

此法長期堅持可強腎，還可減少耳鳴、牙痛、腰酸背痛等腎虧症狀的發生。

9.活動腳趾健腸胃

胃腸功能較弱的人，每日做1次腳趾夾東西運動，即用腳的第二趾與第三趾夾東西；也可在坐臥時活動腳趾。長期堅持，胃腸功能會逐漸提高（因為腳的第二、三趾是胃經的原穴和循行之處）。

10. 踮腳運動促循環

久坐或久站的人，可每隔 1 小時做 1 次「踮腳」運動，即不斷地抬起雙腳腳跟，停留片刻，然後慢慢放下，如此反覆多次。

常做踮腳運動，可促進全身血液循環，增進健康。

11. 巧用食物淡化雀斑

取胡蘿蔔汁 2 匙，加入檸檬汁 20 滴，攪勻後抹臉，20～30 分鐘後洗淨。每日 2～3 次。長期堅持，可祛除雀斑，或使其淡化。

12. 雞蛋清敷面祛皺方

雞蛋 3 個，放入適量白酒中，密封，浸泡 4～5 日後，取其蛋清敷面。

此方可潤膚、白面、祛皺。

13. 蛋黃蜂蜜糊祛皺潤膚

雞蛋黃 1 個，放入容器內，加入 1 匙蜂蜜，1 匙半白麵粉，攪勻，塗於臉上皺紋處，15 分鐘後用溫水洗淨，再用雙手拇指對皺紋處按摩 5 分鐘。

每日 2 次，連做 1 個月即可見效。此法可祛除臉部皺紋，使皮膚細嫩光滑。

穴　位　注　釋

　　本書中使用到的穴位共66個，全部在穴位圖上標出。找穴時，只要按照穴位注釋中指出的大體部位，就能很快在穴位圖上找到相應穴位。

　　人體兩側的穴位都是對稱的，穴位圖中只標出了一側的穴位名稱，另一側只用圓點標出了相對應的位置，使用時望仔細對照，切勿弄錯。

　　【1】肩井穴：在肩上，大椎穴與肩峰連線的中點，肩部最高處。見穴位圖（正面）

　　【2】內關穴：在前臂前區，腕掌側遠端橫紋上2寸，掌長肌腱與橈側腕屈肌腱之間。見穴位圖（正面）

　　【3】合谷穴：在手背，第2掌骨橈側的中點處。見穴位圖（背面）

　　【4】曲池穴：在肘區，尺澤與肱骨外上髁連線的中點處。見穴位圖（背面）

　　【5】足三里穴：在小腿外側，犢鼻下3寸，犢鼻與解谿連線上。見穴位圖（正面）

　　【6】三陰交穴：在小腿內側，內踝尖上3寸，脛骨內側緣後際。見穴位圖（正面）

　　【7】血海穴：在股前區，髕底內側端上2寸，股內側肌隆起處。見穴位圖（正面）

　　【8】百會穴：在頭部，前髮際正中直上5寸。見穴位

圖（背面）

【9】**少海穴**：在肘前區，橫平肘橫紋，肱骨內上髁前緣。見穴位圖（正面）

【10】**湧泉穴**：在足底，屈足捲趾時足心最凹陷中。見穴位圖（正面）

【11】**勞宮穴**：在掌區，橫平第3掌指關節近端，第2、3掌骨之間偏於第3掌骨。見穴位圖（正面）

【12】**神門穴**：在腕前區，腕掌側遠端橫紋尺側端，尺側腕屈肌腱的橈側緣。見穴位圖（正面）

【13】**廉泉穴**：在頸前區，喉結上方，舌骨上緣凹陷中，前正中線上。見穴位圖（正面）

【14】**通里穴**：在前臂前區，腕掌側遠端橫紋上1寸，尺側腕屈肌腱的橈側緣。見穴位圖（正面）

【15】**承漿穴**：在面部，頦唇溝的正中凹陷處。見穴位圖（正面）

【16】**魚際穴**：在手外側，第1掌骨橈側中點赤白肉際處。見穴位圖（正面）

【17】**至陽穴**：在脊柱區，第7胸椎棘突下凹陷中，後正中線上。見穴位圖（背面）

【18】**膻中穴**：在胸部，橫平第4肋間隙，前正中線上。見穴位圖（正面）

【19】**太陽穴**：在頭部，眉梢與目外眥之間，向後約一橫指的凹陷中。見穴位圖（正面）

【20】**印堂穴**：在頭部，兩眉毛內側端中間的凹陷中。見穴位圖（正面）

【21】風池穴：在頸後區，枕骨之下，胸鎖乳突肌上端與斜方肌上端之間的凹陷中。見穴位圖（背面）

【22】外關穴：在前臂後區，腕背側遠端橫紋上2寸，尺骨與橈骨間隙中點。見穴位圖（背面）

【23】商陽穴：在手指，食指末節橈側，指甲根角側上方0.1寸（指寸）。見穴位圖（背面）

【24】少衝穴：在手指，小指末節橈側，指甲根角側上方0.1寸（指寸）。見穴位圖（背面）

【25】關衝穴：在手指，第4指末節尺側，指甲根角側上方0.1寸（指寸）。見穴位圖（背面）

【26】水溝穴（又名人中穴）：在面部，人中溝的上1/3與中1/3交點處。見穴位圖（正面）

【27】迎香穴：在面部，鼻翼外緣中點旁，鼻唇溝中。見穴位圖（正面）

【28】睛明穴：在面部，目內眥內上方眶內側壁凹陷中。見穴位圖（正面）

【29】攢竹穴：在面部，眉頭凹陷中，額切跡處。見穴位圖（正面）

【30】中衝穴：在手指，中指末端最高點。見穴位圖（背面）

【31】安眠穴：在項部，在翳風穴與風池穴連線的中點，耳垂後的凹陷與枕骨下的凹陷連線的中點。見穴位圖（背面）

【32】陰陵泉穴：在小腿內側，脛骨內側髁下緣與脛骨內側緣之間的凹陷中。見穴位圖（正面）

【33】**神闕穴**：在臍區，臍中央。見穴位圖（正面）

【34】**曲骨穴**：在下腹部，恥骨聯合上緣，前正中線上。見穴位圖（正面）

【35】**華蓋穴**：有胸部，橫平第1肋間隙，前正中線上。見穴位圖（正面）

【36】**大椎穴**：在脊柱區，第7頸椎棘突下凹陷中，後正中線上。見穴位圖（背面）

【37】**陽陵泉穴**：在小腿外側，腓骨頭前下方凹陷中。見穴位圖（正面）

【38】**丘墟穴**：在踝區，外踝的前下方，趾長伸肌腱的外側凹陷中。見穴位圖（正面）

【39】**太衝穴**：在足背，第1、2蹠骨間，蹠骨底結合部前方凹陷中，或觸及動脈搏動。見穴位圖（正面）

【40】**期門穴**：在胸部，第6肋間隙，前正中線旁開4寸。見穴位圖（正面）

【41】**中脘穴**：在上腹部，臍中上4寸，前正中線上。見穴位圖（正面）

【42】**天樞穴**：在腹部，橫平臍中，前正中線旁開2寸。見穴位圖（正面）

【43】**腕骨穴**：在腕區，第5掌骨底與三角骨之間的赤白肉際凹陷中。見穴位圖（背面）

【44】**手三里**：在前臂，肘橫紋下2寸，陽谿與曲池連線上。見穴位圖（背面）

【45】**肩貞穴**：在肩胛區，肩關節後下方，腋後紋頭直上1寸。見穴位圖（背面）

【46】肩髃穴：在三角肌區，肩峰外側緣前端與肱骨大結節兩骨間凹陷中。見穴位圖（背面）

【47】頰車穴：在面部，下頜角前上方一橫指（中指）。見穴位圖（正面）

【48】京骨穴：在蹠區，第5蹠骨粗隆前下方，赤白肉際處。見穴位圖（背面）

【49】聽會穴：在面部，耳屏間切跡與下頜骨髁突之間的凹陷中。見穴位圖（正面）

【50】上迎香穴（又名鼻通穴）：在面部，鼻翼軟骨與鼻甲的交界處，近鼻翼溝上端處。見穴位圖（正面）

【51】太淵穴：在腕前區，橈骨莖突與舟狀骨之間、拇長展肌腱尺側凹陷中。見穴位圖（正面）

【52】尺澤穴：在肘區，肘橫紋上，肱二頭肌腱橈側緣凹陷中。見穴位圖（正面）

【53】孔最穴：在前臂前區，腕掌側遠端橫紋上7寸，尺澤與太淵連線上。見穴位圖（正面）

【54】承山穴：在小腿後區，腓腸肌兩肌腹與肌腱交角處。見穴位圖（背面）

【55】落枕穴：在手背區，第2、3掌骨間隙下1/3處（即掌指關節後約0.5寸）。見穴位圖（背面）

【56】陽池穴：在腕後區，腕背側遠端橫紋上，指伸肌腱的尺側緣凹陷中。見穴位圖（背面）

【57】關元穴：在下腹部，臍中下3寸，前正中線上。見穴位圖（正面）

【58】養老穴：在前臂後區，腕背橫紋上1寸，尺骨

頭橈側凹陷中。見穴位圖（背面）

【59】**委中穴**：在膝後區，膕橫紋中點。見穴位圖（背面）

【60】**列缺穴**：在前臂，腕掌側遠端橫紋上1.5寸，拇短伸肌腱與拇長展肌腱之間，拇長展肌腱溝的凹陷中。見穴位圖（正面）

【61】**天突穴**：在頸前區，胸骨上窩中央，前正中線上。見穴位圖（正面）

【62】**腎俞穴**：在脊柱區，第2腰椎棘突下，後正中線旁開1.5寸。見穴位圖（背面）

【63】**氣海穴**：在下腹部，臍中下1.5寸，前正中線上。見穴位圖（正面）

【64】**中極穴**：在下腹部，臍中下4寸，前正中線上。見穴位圖（正面）

【65】**長強穴**（又名尾閭穴）：在會陰區，尾骨下方，尾骨端與肛門連線的中點處。見穴位圖（背面）

【66】**神庭穴**：在頭部，前髮際正中直上0.5寸。見穴位圖（正面）

穴 位 圖（正面）

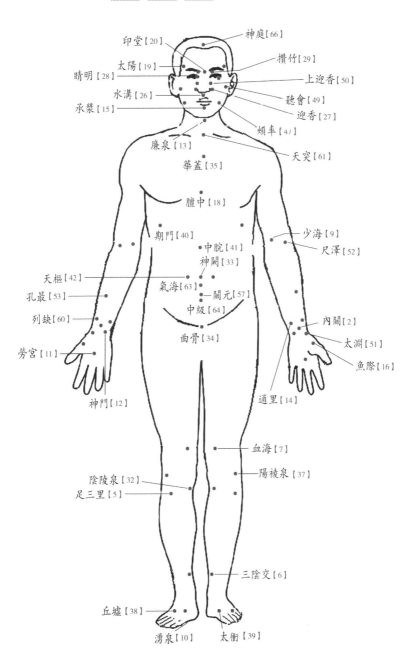

穴位圖（背面）

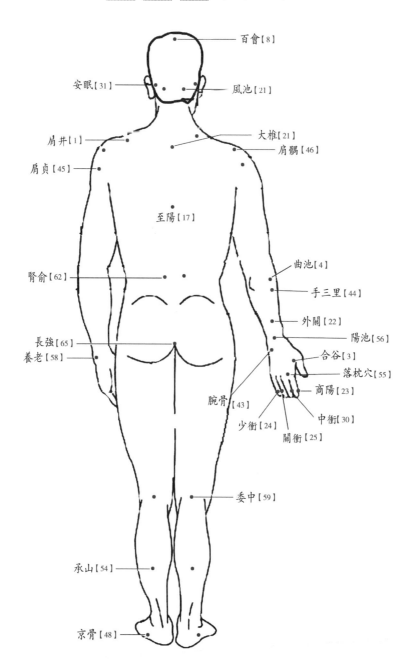

百會【8】

安眠【31】　　　　風池【21】

肩井【1】　　　　大椎【21】
　　　　　　　　肩髃【46】

肩貞【45】

至陽【17】

腎俞【62】　　　　曲池【4】

手三里【44】

外關【22】

長強【65】　　　　陽池【56】
養老【58】　　　　合谷【3】
　　　　　　　　落枕穴【55】
　　　　　　　　商陽【23】
腕骨【43】　　　　中衝【30】
少衝【24】　　　關衝【25】

委中【59】

承山【54】

京骨【48】

導引養生功

全系列為彩色圖解附教學光碟

張廣德養生著作　每冊定價 350 元

 定價350元
 定價350元
 定價350元
 定價350元
 定價350元

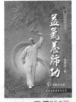 定價350元
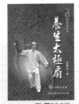 定價350元
 定價350元
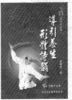 定價350元
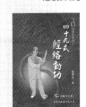 定價350元

輕鬆學武術

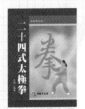 定價250元
 定價250元
 定價250元
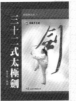 定價250元
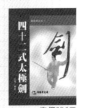 定價250元

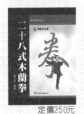 定價250元
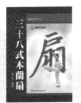 定價250元
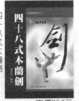 定價250元
 定價280元
 定價330元

太極跤

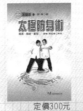 定價300元
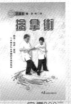 定價280元
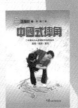 定價350元

彩色圖解太極武術

定價220元

定價220元

定價220元

定價220元

定價350元

定價350元

定價350元

定價350元

定價350元

定價350元

定價350元

定價350元

定價350元

定價220元

定價220元

定價220元

定價350元

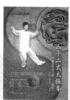
定價220元

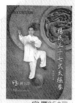
定價350元

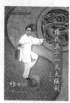
定價350元

定價220元

定價220元

定價220元

養生保健 古今養生保健法 強身健體增加身體免疫力

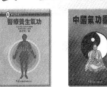
醫療養生氣功
定價250元

中國氣功圖譜
定價250元

少林醫療氣功精粹
定價250元

龍形實用氣功
定價220元

魚戲增視強身氣功
定價220元

道家玄北氣功
定價200元

仙家秘傳祛病功
定價160元

少林十大健身功
定價180元

中國自控氣功
定價250元

醫療防癌氣功
定價250元

醫療強身氣功
定價250元

醫療點穴氣功
定價250元

中國八卦如意功
定價180元

正宗馬禮堂養氣功
定價420元

秘傳道家筋經內丹功
定價300元

三元開慧功
定價250元

防癌治癌新氣功
定價180元

禪定與佛家氣功修煉
定價200元

顛倒之術
定價360元

簡明氣功辭典
定價360元

八卦三合功
定價230元

朱砂掌健身養生功
定價250元

抗老功
定價230元

意氣按穴排濁自療法
定價250元

健身祛病小功法
定價200元

張氏太極混元功
定價250元

中國少林禪密功
定價200元

郭林新氣功
定價400元

太極
定價280元

現代原始氣功
定價400元

開脈太極
定價300元

道童功
定價300元

太極內功養生法
定價180元

無極養生氣功
定價200元

小周天健康法
定價200元

易筋經
定價350元

洗髓經
定價400元

精功易筋經
定價200元

武術用門七心活氣功
定價280元

手杖健身法
定價200元

養生導引術
定價180元

養生兵壽功
定價200元

太極拳內功養生心法
定價280元

意拳
定價280元

靜坐要訣
定價200元

休閒保健叢書

瘦身
保健按摩術
定價200元

顏面美容
保健按摩術
定價200元

足部
保健按摩術
定價200元

養生保健
按摩術
定價280元

頭部
穴道保健術
定價180元

健身
醫療運動處方
定價230元

點穴術
定價350元

中外保健按摩
技法全集
定價550元

中醫三養生補
定價300元

運動創傷
康復診療
定價550元

養生抗衰老指南
定價350元

創傷骨折
救護與康復
定價220元

面病
定價500元

拔罐排毒
一身輕
定價330元

圖解
針灸美容
定價350元

圖解
針灸減肥
定價350元

圖解
推拿防治百病
定價350元

定價330元

定價300元

現代女性養生
定價250元

現代男性養生
定價230元

每天3分鐘
永保安康
定價230元

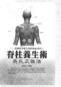
春柱養生術
吳氏正椎法
定價230元

快速望診
斷健康
定價330元

永門
易經筋推拿療法
定價300元

針灸
特效穴圖解
定價300元

按摩
特效穴速成
定價280元

養生保健穴速成
定價280元

312
經絡鍛鍊
治病實例
自然療法
定價250元

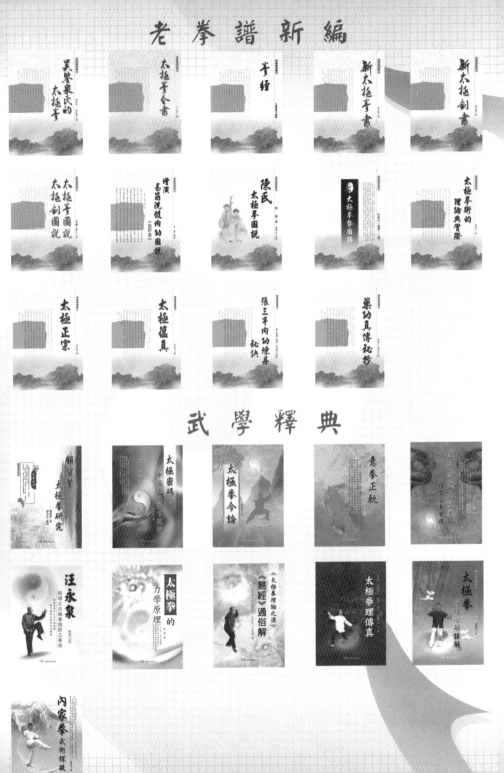

老拳譜新編

吳鑒泉氏的太極拳

太極拳全書

拳經

新太極拳書

新太極劍書

太極拳圖說 太極劍圖說

增演 易筋洗髓內功圖說 《含訂本》

陳氏 太極拳圖說

太極拳勢圖解

太極拳術的理論與實際

太極正宗

太極蘊真

張三丰內功煉身秘訣

氣功真傳秘抄

武學釋典

顧留馨太極拳研究

太極密碼 中國太極拳百題

太極拳今論

意拳正軌

三十四法本極拳

汪永泉

太極拳的力學原理

《太極拳理論之源 《易經》通俗解

太極拳理傳真

太極拳

內家拳武術探微

太極武術教學光碟

太極功夫扇
五十二式太極扇
演示：李德印 等
(2VCD)中國

夕陽美太極功夫扇
五十六式太極扇
演示：李德印 等
(2VCD)中國

陳氏太極拳及其技擊法
演示：馬虹(10VCD)中國
陳氏太極拳勁道釋秘
拆拳講勁
演示：馬虹(8DVD)中國
推手技巧及功力訓練
演示：馬虹(4VCD)中國

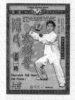 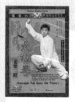

陳氏太極拳新架一路
演示：陳正雷(1DVD)中國
陳氏太極拳新架二路
演示：陳正雷(1DVD)中國
陳氏太極拳老架一路
演示：陳正雷(1DVD)中國

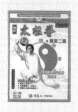 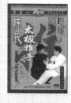 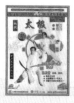

陳氏太極拳老架二路
演示：陳正雷(1DVD)中國
陳氏太極推手
演示：陳正雷(1DVD)中國
陳氏太極單刀・雙刀
演示：陳正雷(1DVD)中國

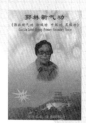

郭林新氣功
(8DVD)中國

本公司還有其他武術光碟
歡迎來電詢問或至網站查詢
電話：02-28236031
網址：www.dah-jaan.com.tw

原版教學光碟

歡迎至本公司購買書籍

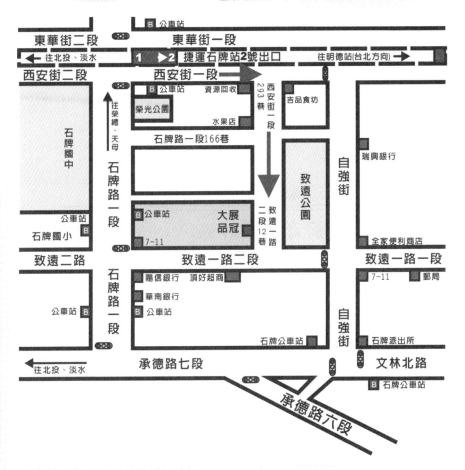

建議路線

1. 搭乘捷運‧公車

淡水線石牌捷運站下車，由石牌捷運站2號出口出站(出站後靠右邊)，沿著捷運高架往台北方向走(往明德站方向)，其街名為西安街，約走100公尺(勿超過紅綠燈)，由西安街一段293巷進來(巷口有一公車站牌，站名為自強街口)，本公司位於致遠公園對面。搭公車者請於石牌站(石牌派出所)下車，走進自強街，遇致遠路口左轉，右手邊第一條巷子即為本社位置。

2. 自行開車或騎車

由承德路接石牌路，看到陽信銀行右轉，此條即為致遠一路二段，在遇到自強街(紅綠燈)前的巷子(致遠公園)左轉，即可看到本公司招牌。

國家圖書館出版品預行編目資料

中老年常見病奇方妙治／李笑真　編著
　　——初版，——臺北市，大展，2016〔民105．11〕
　　面；21公分 ——（中醫保健站；74）
　　ISBN　978－986－346－135－7（平裝）
1.中醫治療學　2.針灸　3.按摩
413.9　　　　　　　　　　　　　　　　　105017147

中老年常見病奇方妙治

編　　著／李笑真
責任編輯／康　　軍
發 行 人／蔡森明
出 版 者／大展出版社有限公司
社　　址／台北市北投區（石牌）致遠一路2段12巷1號
電　　話／（02）28236031・28236033・28233123
傳　　眞／（02）28272069
郵政劃撥／01669551
網　　址／www.dah-jaan.com.tw
E - mail ／service@dah-jaan.com.tw
登 記 證／局版臺業字第2171號
承 印 者／傳興印刷有限公司
裝　　訂／眾友企業公司
排 版 者／弘益電腦排版有限公司
授 權 者／山西科學技術出版社
初版1刷／2016年（民105年）11月

售　價／280元

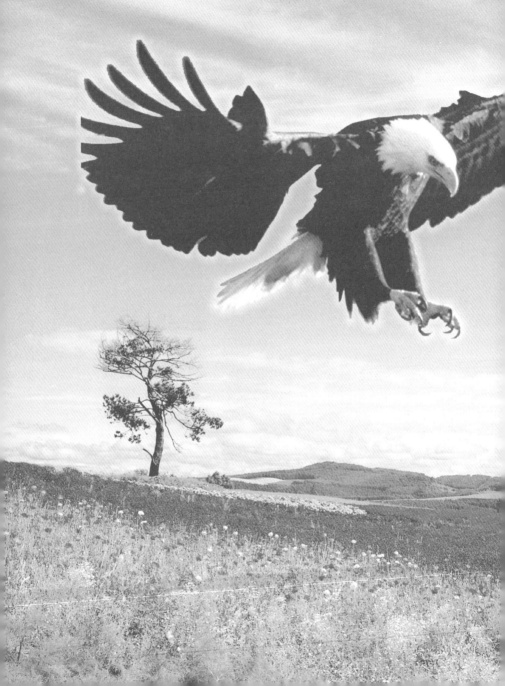

大展好書　好書大展

品嘗好書·　冠群可期